MÉMOIRES

sur

LES ANUS ARTIFICIELS,

LES PLAIES DES INTESTINS, ETC.

DE L'IMPRIMERIE DE LOUIS PERRIN,

GRANDE RUE MERCIÈRE, N.° 49, A LYON.

MÉMOIRES

SUR LE TRAITEMENT

DES

ANUS ARTIFICIELS,

DES PLAIES DES INTESTINS

ET DES PLAIES PÉNÉTRANTES DE POITRINE.

Par J.-F. Reybard, de Coisiat;

MÉDECIN À ANNONAY,
DOCTEUR EN MÉDECINE DE LA FACULTÉ DE PARIS,
ANCIEN CHIRURGIEN DES HOPITAUX DE LYON,
CORRESPONDANT DE LA SOCIÉTÉ DE MÉDECINE DE CETTE VILLE,
ETC., ETC., ETC.

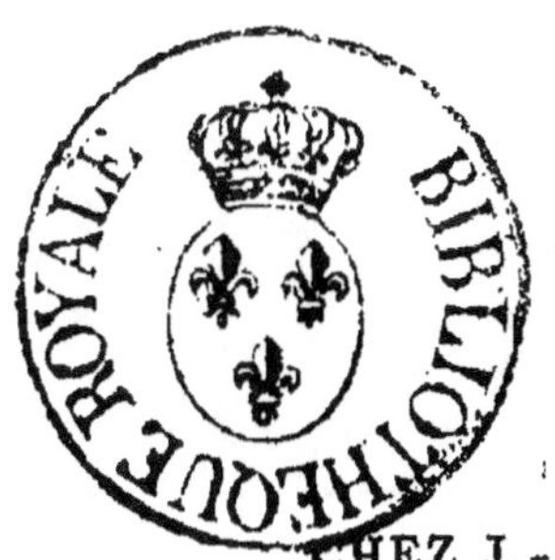

A PARIS,

CHEZ J.-B. BAILLIÈRE, LIBRAIRE,
RUE DE L'ÉCOLE DE MÉDECINE, N.º 14;

A LONDRES, MÊME MAISON,
3, Bedfort street, Bedfort square.

1827.

A Monsieur

Le Comte Eugène de Vogüé,

DÉPUTÉ DE L'ARDÈCHE,
MEMBRE DE LA LÉGION-D'HONNEUR, ETC., ETC., ETC.

Cet Ouvrage est respectueusement dédié

par l'Auteur,

Reybard,

D. M.

AVERTISSEMENT.

J'ai écrit cet Essai pour faire connaître
les procédés nouveaux que j'emploie dans
le traitement des anus anormaux, des
plaies des intestins et des plaies pénétrantes de poitrine. Ces moyens de guérison m'ont paru, par leur simplicité et
par leur efficacité, préférables à ceux qui
sont en usage; mes lecteurs et les praticiens jugeront si je me suis trompé. Je
leur présente des instrumens nouveaux,
des expériences sur les animaux vivans,
et des observations recueillies avec cons-
cience. J'aurais voulu faire beaucoup dans
l'intérêt de mon art; ce que j'ai fait est
peu, mais on me saura gré de mes inten-

tions. Les architectes qui veillent à l'entretien et au perfectionnement de l'édifice de la médecine tiendront compte à un ouvrier obscur de son zèle, et n'attendront pas de lui une abondance de matériaux que sa position ne lui permet pas de fournir.

Avant de faire connaître mes procédés, je dirai, mais en peu de mots, ce que les autres ont fait; ce résumé historique montrera le point d'où je suis parti, et en quoi je me suis écarté des pratiques reçues.

On sait de quels inconvéniens sont accompagnés les anus contre nature. Une excessive malpropreté, une infirmité dégoûtante, une altération de la nutrition, plus ou moins considérable, suivant que l'orifice anal artificiel est rapproché plus ou moins de l'estomac, des gastro-entérites chroniques, l'amaigrissement progressif et la prostration rapide et toujours croissante du sujet : voilà le cortége de maux que l'anus anormal entraîne avec lui; et ce cas de chirurgie n'est pas rare. Il peut être l'effet consécutif d'une plaie pénétrante de l'abdomen avec lésion des intestins, d'une opération faite pour une hernie frappée de gangrène, ou pour remédier aux conséquences de l'imperforation de l'anus, de la rétention d'un corps étranger dans un point du canal intestinal. Une fois établi, les matières fécales prennent cette voie en totalité ou en partie; et comme cet anus anormal ne présente ni un sphincter, ni la structure de l'extrémité inférieure du rectum, les fèces coulent par cette ouverture, sans obstacle et sans relâche, plus ou moins liquides, plus ou moins molles, et d'autant plus fétides que leur issue contre nature est plus éloignée de l'estomac.

Cependant la partie de l'intestin qui est située au dessous de l'anus anormal, enlevée à ses fonctions, se rétrécit; l'intestin perd beaucoup dans ce point de son diamètre, et cette différence de capacité entre les deux portions du canal intestinal devient un obstacle au succès du traitement.

Pour guérir en médecine, il faut bien connaître les propriétés du médicament que l'on emploie, l'organe auquel le médicament est destiné, les modifications dans l'organisme qui résultent de l'action du remède sur les solides et sur les fluides vivans, les circonstances qui peuvent influer sur ces modifications, et le siége ainsi que la nature du mal. Pour guérir par une opération chirurgicale, il faut avoir une idée exacte du désordre matériel que l'on veut faire cesser, et trouver la voie la plus sûre d'arriver jusqu'à lui. L'art de guérir les anus contre nature est essentiellement établi sur la manière d'être de l'orifice anal anormal. Cette manière d'être, quelle est-elle?

La membrane muqueuse qui obéit à l'action de la membrane musculaire poussée par elle, se renverse au dehors et forme un bourrelet circulaire saillant, rouge, tuméfié tantôt autour des deux portions de l'intestin, tantôt autour de l'une des deux seulement, et dans ce cas plus souvent sur la portion rectale que sur la portion gastrique. Cependant le renversement augmente, et suivant qu'il est plus ou moins considérable, la tumeur qui en résulte est plus ou moins volumineuse; elle est molle, d'un rouge plus ou moins foncé, enduite de mucosités, indolente ou douloureuse, bosselée, souvent couverte de granulations; sa forme et sa grosseur présentent de nombreuses variétés, subordonnées ordinairement à l'inflammation chronique, qui se fixe sur le tissu de l'intestin. L'ouverture de l'intestin est tantôt presque au niveau de l'abdomen, tantôt à une profondeur de plusieurs pouces. Lorsque l'orifice anal anormal est double, et que la tumeur est formée par le renversement de la membrane muqueuse du bout supérieur de l'intestin, les matières fécales sortent par cet orifice supérieur. La connaissance de ces particularités est utile, mais à un degré moindre que celle de la disposition du bout de l'intestin. De deux choses l'une: ou le canal intestinal est simplement perforé, ou sa continuité est interrompue complètement. Lorsqu'il y a perforation plus ou moins large de l'intestin, cet organe contracte des adhérences avec l'abdomen au niveau de son ouverture accidentelle, et décrit, dans ce point de son trajet, un angle plus ou moins ouvert, dont le sommet est représenté par l'anus anormal. Si la perforation est très grande, la partie postérieure de la paroi intestinale, repliée sur elle-même dans l'angle rentrant que décrit l'organe, constitue une sorte d'éperon. Lorsque la continuité de l'intestin a été interrompue complétement, les deux bouts de l'organe sont adossés l'un à l'autre, et leurs membranes, dans le point de leur adossement, forment aussi un éperon qui s'avance jusqu'au niveau de l'orifice anormal. La destruction, l'incision, la perforation de cet éperon, constituent autant de modes divers d'exécuter la seule méthode opératoire des anus contre nature d'un effet certain. Pratiquer une ouverture au travers de cette cloison membraneuse, tel est le secret de faire cesser cette dégoûtante infirmité ; mais on n'y est parvenu qu'après beaucoup d'essais.

Les chirurgiens ne crurent pas d'abord à la possibilité d'obtenir une guérison radicale. Les premiers qui décrivent ce cas pathologique conseillent des lotions réitérées pour prévenir la malpropreté ; un autre propose une boîte de fer - blanc adaptée à une ceinture, placée au niveau

de l'anus contre nature et destinée à recevoir les matières fécales; Juville imagine
sa machine à soupape, qui remplit avec
plus d'exactitude l'office de la boîte; La
Peyronie croit trouver dans une diète sévère le meilleur moyen de déterminer la
plaie à se cicatriser; mais Louis réfute sa
théorie et prouve que la solidité et la sûreté de la guérison sont subordonnées à
la largeur du canal intestinal au lieu de la
cicatrice; Sabatier résume, avec son ta-
lent ordinaire et son excellent jugement,
tout ce qui est écrit sur les anus contre
nature, et donne une bonne monographie
de ce cas de chirurgie. Le renversement
de la membrane muqueuse de l'intestin
frappe l'attention; Desault apprend à le
combattre par l'application d'un tampon
de charpie et d'un bandage: l'expérience
lui démontre, dans certains cas, les avantages d'une compression douce et gra-
duée; la pratique de Noel confirme la

sienne sur ce point. Scarpa conseille d'employer, dans le même but, une bande de toile introduite le long du trajet fistuleux. Cependant on s'efforce de découvrir le moyen d'obtenir une guérison radicale : la compression de l'anus anormal conseillée par La Peyronie, est essayée et bientôt abandonnée; Desault ne la rejette pas entièrement, il la dirige exclusivement sur l'éperon et dilate en même temps le bout inférieur de l'intestin avec des tampons de charpie; Le Cat et Bruns proposent de réséquer les bords de l'anus anormal et de les réunir par première intention; procédé qui échoue, que l'on se serve du fer ou du caustique pour aviver les bords de l'orifice. De graves accidens consécutifs, dans beaucoup de cas, et la rareté des guérisons radicales, engagent les chirurgiens à suivre une autre voie.

Elle est découverte enfin, Frédéric Smakalden propose, en 1798, de perforer l'éperon membraneux, dont l'existence dans l'anus anormal est le grand obstacle à la guérison. Cette opération est exécutée par Physick, de Philadelphie, en 1809; il provoque l'adhérence de parois intestinales adossées, en passant un fil au travers de cette cloison, et quand l'adhésion est produite, il fend l'éperon avec des ciseaux. M. Dupuytren, après avoir conçu l'idée de perforer cette cloison avec un emporte-pièce, pratique un procédé qui consiste à couper chaque jour avec des ciseaux un quart de ligne seulement de l'éperon, jusqu'à destruction complète de la cloison. Mais les inconvéniens de la pratique d'un grand nombre de petites opérations de ce genre, sur un même malade, le frappent bientôt; il imagine de fendre d'un seul coup et largement la cloison membraneuse, et parvient à inventer son entérotome, après divers essais. Son instrument se compose, comme on sait, de deux tiges d'acier, séparées à la manière des branches du forceps, longues de quatre pouces, et terminées par des mors dont les surfaces qui se correspondent sont dentelées ; une vis permet de les écarter et de les rapprocher à volonté, elle les traverse à une base et est fixée à une plaque d'acier. On les introduit l'une après l'autre dans les deux bouts de l'intestin ; elles sont réunies, assujéties et serrées ; l'éperon membraneux, saisi par leurs dentelures, s'enflamme, se ramollit, tombe en gangrène, et la continuité de la cavité de l'intestin est rétablie.

Ici ne s'arrêtent point encore les progrès de l'art : un chirurgien anglais, M. Collier, exécute l'heureuse idée d'oblitérer l'orifice anal anormal par une modification de la méthode de Tagliacozzi. Il raffraîchit les bords de cet anus, dissèque une portion de peau au dessus de l'orifice, dans la paroi antérieure de l'abdomen, d'une dimension égale à l'ouverture qu'il veut fermer, contourne ce lambeau sur elle, de manière à ce que l'épiderme soit en dehors, et fixe ce lambeau au moyen de quelques points de suture.

Les procédés usités pour fixer en contact deux portions d'intestin, invaginées l'une dans l'autre, réussissaient rarement, parce que dans tous on mettait en contact deux membranes d'espèce différente, dont l'une donne pour produit morbide, lorsqu'elle est enflammée, une sécrétion folliculaire. M. Jobert démontre que le moyen le plus sûr pour unir solidement les deux portions d'intestin par l'invagination, consiste à obtenir une réunion, par première intention, en mettant les membranes séreuses en contact, et c'est sur cette pensée qu'il établit le procédé opératoire à suivre pour réunir les deux bouts d'un intestin divisé complètement dans une plaie pénétrante de l'abdomen, et pour traiter l'anus contre nature et les hernies avec gangrène.

M. Denans réfléchit aussi à la facilité avec laquelle les membranes séreuses con-tractent des adhérences entre elles; et, comme M. Jobert, établit son procédé sur ce fait de physiologie pathologique. Trois viroles d'argent ou d'étain lui sont néces-saires pour exécuter son opération; deux, longues de trois lignes chacune, sont in-troduites, l'une, dans le bout supérieur, et l'autre, dans le bout inférieur. On renverse alors une portion de deux lignes de cha-que bout d'intestin dans sa virole respec-tive; la troisième virole, de six lignes de longueur, et d'un diamètre plus petit que celui des viroles précédentes, mais qui permet de l'enchâsser dans l'une et l'autre, est placée de manière à s'emboîter avec l'une d'elles d'abord, puis avec l'autre; de sorte que les trois viroles serrent entre elles les extrémités de l'intestin renver-sées en dedans. Les bouts d'intestins se trouvent ainsi en contact dans toute leur circonférence par leur membrane séreuse, but spécial des procédés. Les trois viroles sont maintenues dans leur position respective au moyen d'un ressort qui leur est adapté ; le tout est ensuite abandonné dans la cavité abdominale. Les portions repliées en dedans finissent par tomber en mortification ; libres dans la cavité de l'intestin, les viroles sont rendues par les selles. Mais avant la séparation des parties mortifiées, une inflammation a déterminé l'union des deux bouts, au moyen de l'adhésion des séreuses adossées l'une contre l'autre. L'emploi de ce procédé a réussi complétement sur deux chiens.

Enfin M. Colombe vient d'inventer un instrument, non pour guérir radicalement les anus contre nature, mais pour affranchir ceux qui en sont atteints des incommodités intolérables dont ils s'accompagnent. Son moyen de guérison consiste à faire communiquer entre elles les deux ouvertures abdominales, au moyen d'une courte canule en gomme élastique, d'un diamètre égal à celui du tube intestinal, fixée aux parois abdominales avec un ruban. Cette canule, dont les deux extrémités s'introduisent dans les ouvertures de l'intestin, présente, du côté qui doit s'adapter à l'anus accidentel, une espèce de rebord destiné à prévenir le passage des matières fécales entre l'instrument et les parois abdominales.

Tel est, si je ne me trompe, l'état actuel de la chirurgie relativement au traitement des anus contre nature.

****

MÉMOIRE

SUR LE TRAITEMENT

DES

ANUS ARTIFICIELS,

ET DES

PLAIES DES INTESTINS.

———————

Depuis plusieurs années, je me suis occupé d'une manière spéciale de la guérison des plaies des intestins et des anus contre nature. Mes recherches sur ces maladies ont eu pour origine le traitement d'un jeune homme qui eut deux intestins blessés et largement ouverts par un coup de couteau porté à l'abdomen. La description des divers instrumens que j'ai imaginés, et des nombreuses expériences que j'ai faites sur les animaux pour guérir ces plaies et pour prévenir les anus artificiels, occuperait un trop grand nombre de pages; je me bornerai à exposer le procédé opératoire

2

dont je me suis servi pour guérir l'anus contre nature qui fera le sujet de cette observation, parce qu'il est le seul qui, simple et tout-à-fait exempt de dangers, réunisse toutes les conditions nécessaires pour la réussite de l'opération de l'entérotomie.

Quoiqu'il y eût plus d'un an que je me servais avec succès de cet instrument dans mes expériences, j'ai été obligé d'attendre jusqu'à ce jour pour le présenter, parce que ce n'est qu'en septembre 1826 que j'ai eu l'occasion tant désirée d'en faire l'application.

On a vu qu'il fallait, pour guérir les anus contre nature, détruire la cloison membraneuse qui résulte de l'adossement des deux bouts de l'intestin, et qu'on était redevable à M. Dupuytren de la découverte d'un instrument inventé pour faire obtenir ce résultat. Mais la pince de ce chirurgien, dont l'application est généralement très difficile, n'agit qu'avec beaucoup de lenteur, parce qu'elle n'opère la section de la cloison membraneuse, qu'en la détruisant par la mortification des membranes comprimées ; son action est très douloureuse, et s'accompagne toujours d'accidens inflammatoires très violens et souvent mortels. Aussi, ce procédé opératoire, quoique très rationel, est-il très peu employé.

Il était tout naturel de penser que si, au lieu de détruire la cloison membraneuse par l'extrême compression, on pouvait la diviser simplement par l'incision, on atteindrait plus facilement le but, et qu'on éviterait tous les inconvéniens attachés à la méthode de M. Dupuytren : c'est d'après cette idée que j'ai recherché et que j'ai découvert l'instrument dont il va être fait mention.

L'idée-mère de mon procédé est de substituer à la destruction par gangrène de la cloison intestinale l'incision de cette même cloison. L'instrument très simple avec lequel je l'exécute, non seulement opère très bien cette division, mais encore et en même temps s'oppose à l'hémorrhagie, ainsi qu'à l'épanchement des fèces dans le ventre, en contenant les lèvres de la plaie, pendant qu'elles se réunissent séparément par leur surface péritonéale.

Mon entérotome se compose d'une pince double, dont la forme est celle de la pince à disséquer et d'une lame qui est tranchante à une de ses extrémités. (Voyez la Description des planches.)

La pince elle-même présente deux parties assez distinctes, l'une qu'on peut appeler le corps, et l'autre qu'on appellera ses branches.

La première, longue d'environ deux pouces,

ressemble entièrement au commencement d'une pince à disséquer à laquelle on aurait coupé les deux branches à un pouce et demi de leur origine.

De chaque côté du bout libre de ces deux premières branches partent deux tiges d'acier, situées au même niveau à côté l'une de l'autre, marchant parallèlement, et formant en se réunissant un coude arrondi. Elles sont minces, aplaties et étroites, écartées l'une de l'autre de deux lignes, de sorte que, quand la pince est fermée, elles laissent entre elles un espace libre dans lequel glisse la lame qui doit diviser la cloison intestinale. Longues de quatre pouces, elles constituent les branches de la pince ou la double pince proprement dite ; elles sont minces et assez élastiques pour que, quelle que soit la force avec laquelle on ferme la pince, elles ne puissent pas exercer une compression capable de contondre et de blesser l'intestin ; elles ont cependant une force suffisante pour contenir les lèvres de la plaie.

Ces doubles branches à leur origine, au corps de la pince, sont recourbées sur leur plat, et forment dans cet endroit un angle obtus ; elles sont droites dans le reste de leur étendue, et disposées cependant de manière que, quand elles sont fermées, elles se touchent par leur extrémité libre, avant de se rencontrer dans le reste de leur étendue. Cette disposition est nécessaire, parce qu'étant fermées, les parties saisies par la pince sont moins comprimées au bout de cet instrument que partout ailleurs; elles sont un peu plus écartées dans l'endroit qui répond à leur courbure, pour faciliter l'introduction et le placement de la lame.

Deux trous s'aperçoivent à l'origine des doubles branches, qui ont un peu plus de largeur dans cet endroit; ils reçoivent deux clous à vis destinés à fermer la pince.

Les bords correspondans des tiges de la double branche supérieure sont un peu amincis jusqu'à un pouce de l'extrémité arrondie qui provient de leur réunion. Cette disposition favorise le glissement du clou qui conduit la lame, et celui-ci ne peut pas aller plus loin, parce qu'il trouve un point d'arrêt dans la plus grande épaisseur du bord de la branche supérieure.

D'après cette description, on voit que cette double pince, longue d'environ six pouces, offre un côté convexe et un côté concave, plus deux bords latéraux et deux extrémités.

Le degré d'ouverture des branches est à peu près semblable à celui des pinces à disséquer; il est susceptible d'être augmenté et diminué, selon le besoin, mais il est le même dans toute son étendue.

L'espace ou le vide qui existe entre les tiges de chaque branche, est, comme je l'ai dit, de deux lignes dans toute sa longueur, et de trois ou trois et demi seulement à la naissance des doubles branches, pour faciliter l'entrée de la lame.

La lame ressemble presque à une lance très aiguë, longue, comme la pince, de six à sept pouces; son extrémité tranchante est la seule partie qui mérite d'être examinée; elle est aplatie et triangulaire. Les bords du triangle dont elle affecte la forme, sont tranchans, et se réunissent en pointe aiguë, semblable à celle d'une lancette à grain d'orge. Cette extrémité tranchante, longue d'environ huit à dix lignes, n'a que cinq à six lignes de largeur à sa base; là, les bords tranchans cessent tout-à-coup, et sont surmontés par les bords mousses de la lame qui, un peu plus élevés, garantissent de l'action des premiers les parois intestinales opposées à celles qui doivent être divisées.

A la base du triangle, et un peu au dessus du milieu de sa largeur, s'aperçoit un clou qui, ayant traversé la lame, ressort sur ses côtés à peu près de deux lignes, ou tout au moins d'une ligne et demie. Ce clou qui est mobile et roule dans le trou, ne peut pas en être retiré, parce qu'il est grossi de chaque côté de la lame. Les deux extrémités de ce clou sont fendues, et offrent une rainure assez profonde pour recevoir et embrasser les bords correspondans de la double branche supérieure de la pince.

C'est ce clou qui sert à fixer la lame pendant l'opération, et qui, en glissant sur les bords de la pince, la conduit et la dirige d'une manière solide et invariable dans l'espace que laissent entre elles les branches de l'instrument lorsqu'il est fermé. Les extrémités du clou, au lieu d'être fendues et d'embrasser les bords de la branche supérieure de la pince, pourraient se terminer par une pointe mousse qui serait reçue dans une rainure que présenterait le bord correspondant de la même branche. Dans l'une et l'autre hypothèse, ce clou sert de conducteur à la lame, qui dans tous les cas, s'arrête toujours quelques lignes avant d'arriver à l'extrémité de la pince, parce que celle-ci ne permet pas qu'elle s'avance plus profondément, présentant dans le premier cas un petit relief que le clou ne peut pas dépasser, et dans le second, une rainure qui ne s'étend pas dans toute l'étendue des branches. Cette disposition a l'avantage, 1.º d'empêcher que la lame ne vienne s'émousser contre l'extrémité de la pince ; 2.° d'empêcher que l'incision n'aille aussi jusqu'à l'extrémité de l'instrument, parce que, si celui-ci venait à se retirer, il pourrait abandonner la fin de la division, et exposer le malade à périr d'épanchement dans le ventre.

Je vais en peu de mots faire ressortir les avantages de la section de la cloison membraneuse par un instrument tranchant sur sa destruction opérée avec la pince de M. Dupuytren.

Si on osait se persuader d'avance que, par la méthode de l'incision, on pût avec certitude éviter l'hémorrhagie et l'épanchement des fèces dans le ventre, on la préférerait sans hésiter à la méthode de la destruction par la gangrène. Elle n'entraîne pas en effet avec elle l'idée de la douleur et de l'inflammation, accidens qui sont inséparables de l'application de la pince de M. Dupuytren. Ce n'est donc qu'après avoir examiné avec attention le mode d'action de mon entérotome, qu'on pourra apprécier ses avantages et sa supériorité sur la pince de M. Dupuytren, avec laquelle il n'a d'ailleurs aucune ressemblance ; plus léger et beaucoup moins volumineux, il est d'une plus facile application. Ses branches, plus ou moins écartées, selon le degré de pression qu'on exerce sur elle pour les fermer, s'introduisent à-la-fois très facilement dans chacun des bouts de l'intestin. La pince de M. Dupuytren, au contraire, a des branches volumineuses qui sont engagées les unes après les autres, et dont le placement est plus difficile. La première branche, qui remplit en quelque sorte déjà l'ouverture abdominale, la rétrécit assez pour rendre souvent très difficile et très douloureux l'établissement de celle qui vient après.

Par le moyen de mon instrument, dont l'application est très facile, on divise les parois intestinales et on les fend entre les branches de la double pince. Celle-ci sert d'abord à rapprocher les parois, à les appliquer les unes contre les autres, et à les comprimer suffisamment, mais jamais douloureusement ; ensuite elle sert à contenir les lèvres de la division, qui, ne pouvant s'écarter, se réunissent bientôt, et par là elle prévient, d'un côté, l'hémorrhagie, qui pourrait quelquefois être très forte et provenir alors de l'ouverture des artères mésentériques ; et de l'autre côté, l'épanchement des fèces dans le ventre.

En effet, avec la lame qui est conduite invariablement sur la branche supérieure de la pince, on divise avec assurance et certitude, dans une étendue et une direction toujours déterminée, les parois contiguës des bouts de l'intestin ou la cloison membraneuse qui résulte de leur réunion primitive.

Les doubles lèvres de la plaie sont tenues rapprochées jusqu'à ce qu'elles aient contracté séparément des adhérences par leurs surfaces péritonéales au moyen des branches de la pince, dont l'action compressive s'opposant à leur écartement, prévient à-la-fois et l'hémorrhagie et l'épanchement des excrémens dans le ventre. Cette compression, qui n'est pas douloureuse parce qu'elle n'est pas assez forte pour contondre et meurtrir les lèvres de la plaie, ne s'accompagne d'aucun accident inflammatoire.

La section de la cloison membraneuse n'est que faiblement douloureuse. Je crois même qu'il n'y a que la division du bout enflammé de cette cloison qui le soit; car celle des parois saines des intestins ne s'accompagne pas de cette sensation pénible.

L'opération, qui est plus facile que par la méthode de Dupuytren, est aussi suivie d'une guérison plus prompte. On peut en effet retirer l'instrument deux jours après son application, tandis que la pince, qui ne doit détruire la cloison membraneuse qu'en en déterminant la mortification , ne peut être retirée que plusieurs jours après son application.

D'après ce que je viens de dire, on voit non seulement que mon entérotome peut remplacer celui de M. Dupuytren, mais encore qu'il doit toujours lui être préféré, parce qu'il n'a aucun de ses inconvéniens ; il remplit en effet parfaitement les deux grandes conditions réclamées pour le succès de l'opération de l'entérotomie, c'est-à-dire que la division de la cloison membraneuse est certaine, et que la réunion des lèvres de la plaie est assurée ; qu'en outre, non seulement on n'a rien à redouter de la part des accidens inflammatoires, mais même qu'on est à l'abri d'accidens plus terribles encore, c'est-à-dire de l'épanchement et de l'hémorrhagie.

J'ai été conduit par diverses observations que je vais rapporter, à faire des réflexions sur les plaies des intestins et sur les anus contre nature. J'ai fait un grand nombre d'expériences sur les animaux, pour étayer mes procédés opératoires ; il n'existait aucun plan de traitement rationel et uniforme pour la guérison de ces solutions de continuité.

Pour exposer avec plus de clarté et de précision ce que j'ai à dire sur le traitement de ce cas de chirurgie, je distinguerai les ouvertures contre nature des intestins en plaies et en anus contre nature proprement dits.

Je comprends dans la série des plaies non seulement celles qui sont faites par un instrument tranchant, mais encore les ouvertures de l'intestin qui succèdent à la gangrène, et je divise les unes et les autres en celles qui intéressent la totalité d'un intestin et en celles qui se bornent à diviser une partie de son étendue.

Ces dernières vont d'abord m'occuper.

Toutes les plaies des intestins produites, par des instrumens tranchans quand elles sont longitudinales ou obliques, et toutes celles qui sont transversales lorsqu'elles n'ont pas ouvert la moitié de la circonférence du tube intestinal, peuvent être réunies par le procédé que j'ai employé pour un de mes malades, et dont j'ai donné la description dans l'observation qui le concerne. J'ai constaté par plusieurs expériences sur les chiens la possibilité et l'efficacité de ce moyen de réunion, préférable aux diverses sutures, parce qu'il est plus simple, plus facile, plus prompt et plus sûr. Il n'est en effet suivi d'aucun inconvénient si l'opération est bien faite.

Après m'être assuré par un grand nombre d'expériences sur les chiens, que la réunion des plaies des intestins entièrement divisés ne pourrait pas avoir lieu par l'invagination du bout supérieur dans le bout inférieur, soit qu'on fît cette opération simplement, soit qu'on la pratiquât sur un cylindre quelconque, j'imaginai pour les réunir de rétablir latéralement la continuité du canal intestinal en convertissant leurs deux cavités en une seule, et en fendant les parois intestinales avec le même instrument dont j'ai déjà donné la description, et avec lequel j'ai opéré les deux anus contre nature dont je rapporteai l'observation. Ici pour cette opération, le même instrument doit porter du côté de la face interne de ses branches les petites pointes, espèces de dents très fines, qui sont destinées à retenir entre les mords de la pince l'intestin, qui fuirait devant la pointe de la lame quand on l'enfoncerait pour le diviser. Elles sont situées près de leur naissance; elles deviennent inutiles lorsque les bouts de l'intestin sont adhérens dans la plaie du ventre, parce qu'ils ne peuvent pas être repoussés dans cette cavité, ni se dégager d'entre les branches de l'instrument.

Je dois aussi dire qu'il serait plus avantageux que la lame, au lieu d'être triangulaire et d'offrir deux tranchans et une pointe au milieu, n'eût qu'un tranchant tourné du côté de son bord supérieur,

parce que j'ai observé, surtout si les parois intestinales ont beaucoup d'épaisseur, que la lame pouvait, quoique toujours conduite sur la branche supérieure de la pince, glisser entre celle-ci et les
parois intestinales qu'elle ne divisait pas. Cela tient
au peu de force de compression des branches de
la pince.

On évitera de tomber dans cet inconvénient en
ne donnant à la lame qu'un seul tranchant très
obliquement placé, dirigé depuis son bord supérieur jusqu'au bord inférieur, parce qu'alors les
parties seront coupées de bas en haut entre le tranchant de la lame et la branche supérieure de la
pince qui la conduit.

La lame de mon instrument ressemble à cet
outil de cordonnier qu'on appelle tranchet, et n'a
en effet qu'un tranchant à une de ses extrémités,
placé du côté du bord supérieur de la lame. Ce tranchant très oblique est disposé de telle façon, que
quand la lame est engagée ou engrenée dans la
branche supérieure rapprochée de l'inférieure de
manière à ne laisser entre elles que deux lignes
d'intervalle, sa pointe s'aperçoit en dessous de la
branche inférieure, tandis que l'extrémité opposée
du tranchant se remarque au dessus de la branche
supérieure, qu'elle dépasse de plus d'une ligne.

On remarquera que les extrémités du tranchant sont surmontées brusquement par un bord
mousse arrondi ; disposition utile , afin de ne
pas s'exposer, en opérant la section de la cloison
membraneuse, à diviser ou intéresser les parois
opposées de l'intestin, surtout dans l'endroit où
cet organe est étranglé par l'ouverture abdominale.

Le bord inférieur de la lame sera droit, et fera
suite à l'extrémité inférieure du tranchant ; son
bord supérieur sera échancré, parce qu'il est inutile qu'elle ait partout autant d'étendue qu'à son
extrémité tranchante.

On sait que la pince est échancrée en deçà des
ouvertures qui doivent réunir les vis, et qu'elle
est aussi un peu recourbée dans cet endroit pour
faciliter l'introduction de la lame ou son engre-
nage sur la branche supérieure, dont les tiges sont
également ici un peu plus écartées... C'est à cause
de cette disposition de la pince qu'il convient que
le bord inférieur de la lame soit droit ou disposé
de manière que, quand on l'enfonce pour opérer
la section des parties, son tranchant conserve toujours entre ses branches sa même position; ce qui
ne peut avoir lieu qu'autant que la lame reposera
et appuiera sur le corps de la pince dans l'échan-

crure qu'elle présente. Il serait autrement très difficile de conserver toujours ce même niveau de la lame avec les branches de la pince pendant l'opération, si la main seule devait diriger la première, parce qu'on ne voit alors ni l'une ni l'autre de ces deux parties de l'instrument.

On devra donc dès aujourd'hui réunir les intestins entièrement divisés, avec le même instrument dont je me suis servi pour guérir les anus contre nature. La pince est engagée dans les deux bouts de l'intestin jusqu'à la naissance de ses branches; le chirurgien la ferme et opère la section des parois intestinales adossées avec la lame qui est conduite sur la branche supérieure. Il faut, avant de faire cette section, repousser dans l'abdomen l'instrument et l'intestin dont les bouts contracteront des adhérences dans le fond de la plaie. On fixe le tout avec un bandage approprié, après avoir recouvert la plaie avec de la charpie. Ici les vis de l'entérotome sont utiles pour contenir l'instrument et faciliter son jeu. Trente-six ou quarante-huit heures après l'opération, on retire l'instrument, et l'on s'occupe de fermer la plaie, dont la cicatrisation est le complément de la guérison.

Ainsi, avec cet instrument très simple, non seulement on peut prévenir les anus contre nature , mais encore on doit les guérir tous avec la plus grande facilité. Je conseille donc d'y recourir dans tous les cas de ce genre; et, pour opérer avec plus d'aisance, je propose non pas de dilater les ouvertures fistuleuses qui conduisent aux extrémités de l'intestin, mais d'inciser tout le trajet fistuleux jusque sur cet organe. De cette manière, on fera moins souffrir les malades, et l'opération de l'entérotomie sera plus facile.

Je ne crois pas, pour peu qu'on réfléchisse, qu'on puisse parvenir à réunir par la méthode de l'invagination les intestins entièrement divisés. Cette opération nécessite en effet une connaissance précise du bout supérieur de l'intestin, de celui, en d'autres termes, qui doit être engagé dans l'autre, et comme rien n'a pu jusqu'ici nous le faire distinguer, je trouve étonnant qu'on s'occupe encore de reproduire une opération que j'ai pratiquée plus de vingt fois sans succès sur les chiens, avant d'avoir imaginé mon entérotome. Je ne les rapporterai pas ici dans tout leur détail; elles n'ont servi qu'à me confirmer l'impossibilité dans laquelle on est d'obtenir cette réunion que je recherchais avec tant d'empressement. Si je n'ai fait qu'indiquer très succinctement encore les expériences nombreuses que j'ai faites sur les animaux, pour établir les nouvelles méthodes de réunir les plaies simples ou de peu d'étendue des intestins et celles qui intéressent la totalité de ces organes, c'est que je crois inutile de les décrire séparément les unes après les autres, puisqu'elles m'ont donné toutes le même résultat. Ainsi, les sutures des divisions simples opérées sur la plaque de bois ou toute autre, ont amené leur réunion en faisant adhérer les lèvres de la plaie avec les parois abdominales, dans l'espace de trente-six heures ou deux jours.

Quant à la réunion, avec mon entérotome, des intestins entièrement divisés, les lèvres de la plaie se réunissent entre elles par leur surface péritonéale aussi au bout du même laps de temps. S'écartant ensuite, elles agrandissent l'ouverture de communication du bout supérieur avec le bout inférieur, pour le libre passage des matières alimentaires. On n'a plus ensuite qu'à s'occuper de la réunion de la plaie du ventre, qui, rentrant alors à peu près dans la classe des plaies simples, doit se réunir par seconde intention.

Si les extrémités intestinales n'étaient pas enfoncées dans la plaie, et qu'elles ressortissent trop, on pourrait sans crainte retrancher la portion excédante qui retarderait ou même empêcherait sa cicatrisation.

Première Observation.

Éventration, plaie de l'intestin grêle, piqûre et éraillement consécutif du colon. — Réunion de la plaie de l'intestin grêle, au moyen d'une plaque de bois. — Anus contre nature très large par la plaie du colon; introduction d'un tube d'argent dans cet organe ; cicatrisation de la plaie de l'abdomen, autour de l'orifice anal. — Application sur cet orifice d'un lambeau de peau taillé dans les tégumens de l'abdomen, réduction de l'anus contre nature à l'état de fistule stercoraire. — Résection des bords de la plaie fistulaire, suture, insuccès de l'opération. — Nouvelle résection des lèvres de la plaie fistuleuse, et guérison radicale obtenue par la position donnée à l'abdomen.

Je fus appelé à Talensieu, près d'Annonay, le 2 avril 1822 , pour donner des soins à un jeune homme nommé Mizéri, qui venait d'éprouver un accident des plus graves. Il avait reçu dans une dispute avec un de ses camarades cinq ou six coups de couteau, portés avec force dans différentes parties du corps. Un d'entre eux, donné à l'abdomen, dans la région hypogastrique gauche, un peu au dessus de l'anneau inguinal, y occasionna une plaie pénétrante, compliquée de l'issue et de la lésion des intestins : elle était verticale, et avait extérieurement plus de quatre pouces d'étendue, et environ deux pouces intérieurement. Mizéri avait environ vingt-quatre ans; c'est un jeune homme fortement constitué. Il y avait près de sept heures que cet accident était survenu, lorsque, faisant déshabiller le malade avec beaucoup de précautions, j'aperçus ce que je n'avais jamais vu, une éventration générale : en effet, tous les intestins, gros et grêles, échappés par cette ouverture accidentelle, s'étaient engagés sous ses reins et ses fesses, et éprouvaient dans cette position une compression très forte.

La peau de l'abdomen touchait la colonne vertébrale, et permettait de sentir très distinctement les battemens de l'aorte ventrale.

Les intestins, fortement distendus par des gaz, étaient d'un rouge violacé. Cette couleur était produite par le sang qui engorgeait les capillaires des veines mésentériques, comprimées à leur passage dans la plaie.

Je trouvai, entre les circonvolutions des intestins grêles, un fluide blanc, semblable à du lait, d'une odeur nauséabonde et spermatique, c'était du chyle extravasé, dont la quantité pourrait être représentée par environ deux cuillerées. J'y remarquai aussi des matières fécales et un gros ver. Je ne pus méconnaître à des signes pareils l'ouverture de l'un des intestins, et dès lors je m'occupai à rechercher lequel d'entre eux pouvait être blessé. Je parvins à découvrir l'organe lésé, en les visitant tous les uns après les autres, depuis la portion d'intestin grêle la plus voisine du duodénum jusqu'à la fin du colon. La solution de continuité existait à l'intestin grêle, à peu près au commencement de l'iléon; il y avait une seconde plaie située à la portion iliaque du colon. Je vis en outre une petite plaie, ou plutôt une piqûre au mésentère du jéjunum; c'est elle qui avait fourni le chyle épanché dans ses alentours en quantité assez considérable. L'état des intestins étant bien reconnu, je me disposai à les faire rentrer, et je réduisis d'abord l'intestin grêle jusqu'à l'endroit où il était blessé; puis, confiant cette portion à un aide, qui la retint en dehors, je continuai à faire rentrer la dernière partie du même organe, et je repoussai le gros intestin jusqu'au lieu de son ouverture, c'est-à-dire jusqu'à sa portion iliaque gauche. Cette opération fut très difficile et très longue ; pendant que le malade poussait des cris, et même lorsqu'il était tranquille, les intestins traversaient souvent la plaie, malgré toutes les précautions que je pouvais prendre pour les contenir ; le blessé souffrit beaucoup. J'avais eu la précaution de tremper plusieurs fois mes mains dans l'huile d'olive, pour oindre les intestins et les moins irriter.

Après les avoir tous réduits, à l'exception des deux portions qui étaient ouvertes, je fis fermer la plaie des parois du ventre, en y plaçant les doigts d'un des assistans, et j'examinai l'état des organes. Après avoir délibéré un moment sur le parti que j'avais à prendre, je me déterminai à faire rentrer dans le ventre l'anse du jéjunum, après avoir réuni la plaie avec une sorte d'obturateur qui tenait ses lèvres exactement appliquées contre les parois abdominales. Cette plaie, qui avait au moins un pouce et quart d'étendue, était obliquement située sur la surface antérieure de l'intestin ; ses lèvres étaient renversées, et tellement écartées, qu'en les pinçant avec le bout des doigts dans le milieu de leur longueur, elles ne se rencontraient que par leur surface muqueuse, et que ses extrémités restaient encore libres ou béantes. Une semblable disposition m'ayant fait entrevoir qu'une suture ordinaire, opérant imparfaitement la réunion, ne s'opposerait peut-être pas même à l'épanchement des matières fécales dans le ventre, je conçus l'idée de me servir d'un moyen très simple qui me réussit très bien.

La guérison des plaies du tube digestif, quand elles sont un peu étendues, ne s'opère point par la réunion par première intention, comme celle des autres organes ; lorsqu'elle a lieu, les lèvres de la plaie ont contracté des adhérences avec les tissus voisins par leur surface péritonéale, et c'est consécutivement que ses bords se réunissent entre eux et se cicatrisent. Instruit de ce fait, j'imaginai d'introduire dans l'intestin une petite plaque de bois destinée à fermer la plaie, en appliquant et en fixant les lèvres de la solution de continuité contre les parois abdominales, au moyen de l'anse de fil dans laquelle elle était suspendue. Voici de quelle manière cette opération fut exécutée :

La plaque, en bois de sapin, mince et polie, longue de quinze à seize lignes sur huit à neuf de largeur, était ovale afin que ses extrémités ne piquassent pas l'intestin. Je la traversai d'avant en arrière, dans sa partie moyenne, prise dans le sens de son plus grand diamètre, à trois lignes d'un de ses bords, avec une aiguille ordinaire, enfilée d'un fil ciré, fort et long de deux pieds; je retirai l'aiguille et le fil jusqu'à la moitié de celui-ci; puis je traversai de nouveau l'obturateur d'arrière en avant, au même niveau, mais à trois lignes du premier point, de manière à faire ressortir la pointe de l'aiguille par la facette au travers de laquelle elle avait déjà pénétré, et à avoir deux bouts de fil égaux que j'armai, chacun, d'une aiguille ordinaire. Ainsi préparée, la petite plaque de bois fut portée dans la cavité de l'intestin grêle, et placée de manière que son plus grand diamètre répondit à celui de la plaie. Je la maintins dans cette position, en perçant de dedans en dehors, à trois lignes de leurs bords libres, chacune des lèvres de la division avec les aiguilles dont était enfilé chaque bout de fil que je retirai et que je réunis ensemble pour les passer dans une aiguille courbe substituée aux deux premières. Cette aiguille courbe fut portée dans le ventre et dirigée de manière à la faire sortir du dedans au dehors, au travers des parois abdominales, à trois ou quatre lignes du bord libre de la lèvre interne de la plaie de cette partie. Aussitôt que la pointe de l'instrument parut au dehors, je la retirai et j'entraînai avec elle le fil dont elle était enfilée ; cela fait, je confiai ce fil à un aide qui le tirait encore à lui, pendant que je repoussais dans le ventre l'intestin auquel il tenait. La réduction achevée, je pris le fil de la main gauche, et le tirant encore, je m'assurai pendant ce temps, avec le doigt indicateur de la main droite, si l'intestin était exactement appliqué contre les parois abdominales ; ayant reconnu qu'il l'était, j'achevai l'opération en nouant les fils sur un petit rouleau de linge placé parallèlement à la lèvre interne de la plaie.

L'exécution de ce procédé opératoire paraît longue et difficile dans cette description minutieuse de ses temps divers ; il n'en fut rien cependant. D'après ce qui précède, on voit que la plaie de l'intestin a été réunie au moyen d'une plaque de bois qui, en même temps qu'elle la bouchait dans toute son étendue, en appliquait encore les lèvres contre les parois abdominales, et les contenait, sans les comprimer trop fortement, jusqu'à ce qu'elles eussent contracté des adhérences avec le péritoine.

Cette opération, qui fut, comme on le verra bientôt, suivie d'un plein succès, engagera peut-être les gens de l'art à y recourir dans les cas de plaies intestinales (et ce sont les plus fréquens), où les intestins ne seront pas divisés dans plus d'un tiers de leur circonférence, et lorsqu'ils auront été incisés longitudinalement, c'est-à-dire dans le sens de leur grand diamètre.

Après avoir opéré la réunion et la réduction de l'intestin grêle, je portai mon attention sur la plaie qu'offrait le colon dans sa portion iliaque : elle était transversale et occupait la moitié de la circonférence de l'intestin. Ses lèvres, tenues écartées par des matières durcies qui engouaient le viscère dans cet endroit, n'étaient pas renversées en dehors comme celles de l'intestin grêle.

Je ne dois pas omettre de faire observer que cette plaie, si large et parfaitement transversale, n'était pas entièrement l'œuvre de l'instrument vulnérant : celui-ci n'avait ouvert l'intestin que dans l'espace d'une ligne, ou plutôt il l'avait seulement piqué, et l'agrandissement de la solution de continuité avait été le résultat d'une déchirure, d'une sorte d'éraillement survenu aux parois intestinales pendant que le colon était engagé sous les reins du malade. Je profitai de cette ouverture, qui comprenait à peu près les deux tiers de la circonférence de l'intestin, pour en retirer quatre gros vers et beaucoup de matières dures qui l'obstruaient; c'était faciliter sa réduction. Je la pratiquai, après avoir passé un fil dans le mésentère, vis-à-vis sa place, n'oubliant pas la précaution de contenir celle-ci et de la diriger vers la partie la plus déclive de la blessure du ventre.

L'étendue trop considérable de la plaie du colon, ne me permettant pas de la réunir par le même procédé que j'avais mis en pratique pour celle du jéjunum, je me contentai de repousser l'organe blessé et de le retenir dans la partie la plus déclive et la plus profonde de la plaie du ventre, au moyen d'un fil passé dans le mésentère, dans l'intention d'établir un anus artificiel. La trop grande étendue de cette plaie fut aussi une raison qui ne me permit pas de tenter la réunion au moyen des sutures conseillées dans les plaies des intestins, en général. Il me fut aisé de fermer ensuite la plaie abdominale, en ne cousant que la peau par des points de suture très rapprochés. L'extrémité inférieure de la plaie, ainsi réunie, resta libre et favorisa l'écoulement des fèces. Le pansement consista dans une application de charpie et de compresses soutenues par quelques tours de bande modérément serrés.

Mon malade étant ainsi pansé, je le quittai, pres-

que dans la conviction qu'il ne survivrait pas à un accident aussi grave, après avoir prescrit une potion
laxative d'huile de palma-christi, de manne et de
quelques eaux distillées, à prendre par cuillerées
d'heure en heure. J'ordonnai encore des fomentations émollientes et des embrocations huileuses
sur tout le ventre, ainsi qu'une tisane d'orge et
de pruneaux ; je défendis qu'on donnât des lavemens, et je recommandai au malade de ne faire
aucun mouvement et de ne pas parler. Le matin,
avant mon départ, huit heures après l'opération,
quinze heures après l'accident, je trouvai le ventre déjà douloureux dans toute son étendue ; ce
qui était dû à un état de phlogose fixée généralement sur toute la masse des intestins qui avaient
fait hernie. Le pouls était fort, dur et plein, mais
à peine fréquent. Je prescrivis vingt sangsues sur
le ventre, ne jugeant pas la saignée au bras nécessaire, parce que le malade avait perdu beaucoup de sang par une plaie de l'artère occipitale
ouverte derrière la tête.

Le troisième jour, environ quarante-huit heures après l'accident, le malade, très souffrant,
avait le ventre tendu, dur, rénitent et presque également douloureux dans tous ses points ; pas de
météorisme, point de ballonement, mais la dou-

leur était si vive que la moindre pression, la moindre commotion ne pouvait être supportée : la fièvre était forte et le pouls plein, dur, et fréquent; le hoquet avait déjà commencé à fatiguer le malade, qui n'osait boire quoique très altéré, dans la crainte d'être obligé de vomir, comme cela lui était déjà arrivé trois ou quatre fois; l'évacuation des matières fécales n'avait pas encore eu lieu, et les pièces d'appareil n'étaient que légèrement humectées par le suintement de la plaie, dont les lèvres étaient soulevées par une portion plus étendue de colon qui s'était échappée et qui avait fait hernie sous la peau. J'essayai inutilement de faire rentrer ou de repousser dans le ventre cette nouvelle portion d'intestin déplacée, après avoir lâché les points de suture qui réunissaient la plaie, parce qu'elle avait déjà contracté des adhérences avec les parties voisines, et qu'étant rouge et très enflammée, elle était très douloureuse à la moindre pression. Je me décidai à couper le fil que j'avais noué sur un rouleau de linge pour retenir dans l'intestin la plaque de bois qui fermait la plaie, afin de faire cesser une compression qui pouvait être très douloureuse. Je fis renouveler la potion purgative et continuer les fomentations et embrocations huileuses sur le ventre, sur lequel vingt sangsues, ordonnées la veille, furent appliquées.

Environ huit heures après mon départ, cinquante-six heures après l'accident, l'écoulement des matières fécales commença à s'opérer et eut lieu très abondamment, sans que néanmoins il en résultât une diminution dans les symptômes qui exprimaient l'inflammation des intestins. En effet, les envies de vomir, le vomissement et surtout le hoquet étaient continuels, et les douleurs d'entrailles très vives ; beaucoup de sang avait coulé par les piqûres des sangsues; la petite plaque de bois fut rejetée au dehors quelques heures avant ma troisième visite. Environ soixante-quatre heures après l'accident, les symptômes inflammatoires persistaient avec le même degré de violence. Le pouls cependant moins fréquent, était toujours plein et développé ; et le ventre, nullement tendu ou météorisé, était toujours si douloureux que le malade pouvait à peine y supporter l'application des linges pour les fomentations.

J'espérais, après avoir fait cesser la compression que pouvait exercer la petite plaque de bois sur l'intestin dont elle réunissait la plaie, obtenir une diminution des accidens inflammatoires, et ralentir le hoquet et le vomissement; mais ils persistèrent tous encore pendant quatre à cinq jours, malgré tous les moyens antiphlogistiques : pendant tout ce temps, le malade conserva aussi beaucoup de fièvre et de soif. J'ordonnai un lavement; le liquide sortait par l'anus contre nature, à mesure qu'on le poussait par le fondement; le malade, pendant les sept premiers jours, n'avait pris aucune espèce d'aliment.

Dès que l'écoulement des fèces eut commencé à s'opérer, je recommandai de panser fréquemment la plaie, afin d'y entretenir la plus grande propreté et de modérer l'excessive inflammation; mais le malade, livré aux soins d'une mère peu vigilante et encore moins intelligente, fut très mal soigné. Dès les premiers jours, les bords de la plaie, s'étant considérablement enflammés, s'écartèrent, parce que les points de suture tombèrent bientôt et se frappèrent de pourriture. Cette espèce de gangrène laissa après elle une plaie très large, au milieu de laquelle s'élevait une portion de colon, d'environ huit pouces de longueur, qui formait deux petites circonvolutions.

J'avais coupé, quarante-huit heures après l'opération, les fils qui assujettissaient la plaque de bois contre l'intestin, dans l'espérance de faire cesser ou de modérer les accidens inflammatoires, et j'ai fait observer que ces symptômes alarmans prirent au contraire un nouvel accroissement et durèrent encore quatre jours, pendant lesquels le malade courut de graves dangers.

Ne suis-je pas autorisé à penser que l'inflammation intestinale n'était pas due à la présence du corps étranger retenu dans sa cavité, mais qu'elle avait été causée spécialement par la trop longue exposition du viscère blessé à l'air, et par l'obligation où je m'étais trouvé de le contondre et de le froisser pour le faire rentrer dans l'abdomen.

Dès le septième jour, l'inflammation ayant beaucoup diminué, le hoquet et les vomissemens n'existant plus, le malade commença à supporter quelques bouillons maigres, donnés plus fréquemment et rendus successivement plus nourrissans, à mesure que les douleurs et la fièvre diminuèrent.

Quand le malade ne souffrit plus, je me décidai à le faire conduire à l'hospice d'Annonay, où je pouvais le voir très souvent et lui donner des soins plus assidus.

La gangrène, causée par la vive inflammation des bords de la plaie, avait produit un ulcère assez étendu, dans le milieu duquel s'élevait une anse du colon replié deux fois sur lui-même. Les fèces sortaient sans interruption et très abondamment. Malgré les soins de propreté et la répétition des pansemens, non seulement la plaie continua à s'élargir, mais encore toutes les parties environnantes s'enflammèrent, et, par l'effet de l'irritation sans cesse reproduite, la peau devint dure et calleuse dans une très grande étendue. Le pansement consista dans des applications de char_pie enduite de cérat et de compresses soutenues par un bandage serré tantôt plus, tantôt moins. Il n'empêcha jamais l'écoulement des matières fécales ; et pendant deux mois d'emploi de ces moyens palliatifs, le malade n'alla pas une seule fois du ventre par les voies naturelles.

J'avais, non, comme dans les anus contre nature ordinaires, un bout supérieur et un bout inférieur parallèlement accolés l'un à l'autre, mais simplement une anse d'intestin, sur la convexité de laquelle existait une ouverture transversale très large, par où s'échappaient toutes les matières fécales, quoique le canal de l'intestin eût autant de largeur dans sa portion qui correspondait au rectum, que dans celle qui correspondait au cœcum. Enfin, malgré la répétition des pan_semens qu'on faisait jusqu'à huit à dix fois par

jour, l'inflammation, d'abord limitée autour de
la plaie, s'étendit à la cuisse et au dos. Toutes ces
circonstances, et plus encore les mauvaises digestions, avaient jeté le malade dans une fièvre continue et un très grand amaigrissement. Après deux
mois de soins, fatigué de voir dépérir mon malade,
j'imaginai, pour rendre aux fèces leur cours naturel, de rétablir artificiellement la continuité du
canal de l'intestin, en introduisant et en fixant à
demeure, dans son intérieur, un tube assez gros
pour représenter à peu près sa capacité. Il s'agissait de détruire un anus artificiel compliqué d'une
ulcération très étendue, dont la cicatrisation ne
pouvait pas s'opérer. Cette circonstance particulière distingue le cas pathologique dont il est ques-
tion des anus contre nature ordinaires, et le rend
plus remarquable. Le procédé opératoire dont je
me servis ne serait pas suffisamment compris peut-
être, si je ne faisais connaître l'état des parties,
c'est-à-dire les rapports de l'intestin déplacé avec
la plaie.

La solution de continuité de l'abdomen avait
au dehors plus de quatre pouces de diamètre ; la
suture faite pour réunir ses bords à travers la
peau, n'avait pas empêché l'issue d'une nouvelle
portion du colon ; les lèvres de la plaie, soule-

vées par l'intestin déplacé, s'étaient enflammées
et frappées de gangrène, et celle-ci avait laissé à
sa suite une large ulcération, du milieu de laquelle s'élevait l'anse du colon jusqu'au dessus du
niveau des parois abdominales; tels étaient les
précédens. Il est à remarquer que la portion
d'intestin qui faisait hernie appartenait presque
toute à celle qui se trouvait située au dessus de
la plaie intestinale, tandis que la portion située
au dessous de la solution de continuité avait à
peine trois pouces d'étendue; en sorte que celle-
ci et la blessure se trouvaient situées près de
l'angle inférieur de la plaie du ventre, et qu'elles se montraient précisément dans le coude
que formait l'intestin en se repliant pour s'enfoncer dans cette cavité. L'intestin était rouge et
comme recouvert de bourgeons celluleux; il avait
considérablement diminué de volume, car il con-
servait à peine le diamètre d'un intestin grêle,
ses parois avaient doublé d'épaisseur et acquis
beaucoup de solidité. Les bords de la plaie ou de
l'ouverture intestinale, qui étaient aussi très épais,
étaient écartés de trois à quatre lignes; leur immobilité ne permettait nullement leur réunion
par des points de suture. Les matières fécales par-
couraient et traversaient le canal intestinal avec

une telle rapidité que, bien que l'anus contre nature fût situé à l'extrémité du tube digestif, les alimens que prenait le malade, ordinairement mal digérés, étaient rendus demi-heure après, et le plus souvent même, tels qu'il les prenait, et en beaucoup moins de temps. Telle était la disposition des parties sur lesquelles je devais opérer, lorsque je conçus l'idée de placer un tube dans la cavité de l'intestin.

Ce tube, que je fis faire en argent, parce que je n'avais pas la facilité de le faire construire en gomme élastique ou de la matière des sondes, était recourbé en segment de cercle et assez grand pour admettre librement le doigt indicateur; long d'environ trois pouces du côté de sa convexité et de deux seulement du côté de sa concavité, il présentait à ses deux extrémités un petit rebord mousse et arrondi. Le tube était embrassé dans son milieu par un cordonnet composé de plusieurs brins de fil ciré, noué sur son côté convexe et fortement serré, de manière à avoir deux bouts égaux destinés à le fixer dans la cavité de l'intestin. Le tube étant ainsi disposé et enduit de cérat, je le portai dans l'intestin, et, l'engageant d'abord tout entier dans le bout supérieur, j'en ramenai la moitié dans le bout inférieur, avec le fil qui servit ensuite à l'assujettir à côté de la plaie, au moyen d'un emplâtre aglutinatif, et par un nœud sur un rouleau de charpie dont je recouvris la plaie: fixé ainsi de deux manières, il fut toujours solidement retenu en position, et remplit parfaitement le but que je m'étais proposé. Les matières fécales reprirent leur cours naturel, elles ne s'échappèrent plus par la plaie; il ne se fit plus par celle-ci qu'un petit suintement des matières les plus liquides, et ce suintement ne fut pas un obstacle à la cicatrisation, qui commença, comme à l'ordinaire, de la circonférence au centre, et fut achevée un mois après.

La cicatrisation de la plaie du ventre amena des changemens dans la disposition de celle de l'intestin, qu'il est bon de connaître.

La cicatrice se fit non seulement dans la plaie du ventre, mais encore sur toute la surface libre du corps de l'intestin, au moyen des bourgeons celluleux qui le recouvraient; puis elle ramena la peau sur une partie de celui-ci qui rentra dans l'abdomen d'une manière insensible, mais plus prompte qu'à l'ordinaire, soit par l'effet de sa contraction ou de celle de son mésentère, soit plus encore, je crois, par la compression seule que la cicatrice, dont il était recouvert, opérait; on voyait, au milieu de cette cicatrice un peu déprimée, la plaie de l'intestin qui, de simple fente qu'elle était avant l'introduction du tube, devint une ouverture arrondie et très large; ses bords avaient été tirés et écartés dans tous les sens par la cicatrice, de telle sorte qu'à mesure que celle-ci s'opérait dans la plaie du ventre, l'ouverture de l'intestin s'agrandissait.

Cette plaie, ou plutôt cet orifice anal parfaitement rond, avait plus de quatorze lignes d'étendue en tout sens. Son pourtour offrait un rebord solide tendu et résistant, dont la lèvre interne répondait à la muqueuse intestinale, et la lèvre externe à la pellicule de la cicatrice; il ne paraissait enfoncé au milieu de cette dernière qu'en raison de la plus grande épaisseur de la peau. Cette ouverture était située un peu au dessus de l'anneau inguinal, et conduisait dans l'intestin placé dans cet endroit, à un pouce de profondeur environ, et assez dilaté pour permettre de retirer et de réintroduire le tube aussi facilement et sans plus de douleur pour le malade que les premiers jours de son introduction.

On ne trouvera, je crois, à cet anus contre nature aucune ressemblance avec ceux qui succèdent aux hernies avec gangrène, ou qui sont la suite des plaies des intestins.

En effet, même dans ces derniers, les deux bouts d'intestin sont constamment situés parallèlement à côté l'un de l'autre, dans une étendue variable, selon qu'ils sont plus ou moins engagés dans l'ouverture abdominale; tandis que, dans le cas qui nous occupe, l'intestin qui avait d'abord été repoussé et retenu dans le fond de la plaie, s'étant de nouveau échappé dans une grande étendue, vint former dans celle-ci une circonvolution en forme d'arc de cercle, sur la convexité duquel s'apercevait la déchirure qu'il présentait. La continuité de son canal n'avait pas en quelque sorte été détruite, c'est-à-dire que, situé profondément dans la plaie abdominale et adhérente, il conserva sa forme et à peu de chose près la moitié de ses dimensions. L'étendue de la plaie de l'intestin, la situation de cette solution de continuité près du coude que le colon formait en se repliant pour s'enfoncer dans l'abdomen d'une part, et d'une autre, l'espèce d'étranglement que les muscles abdominaux faisaient éprouver à l'intestin, furent autant de causes puissantes qui réunirent leur action pour s'opposer au cours naturel des matières fécales, et pour les contraindre à sortir au dehors par l'anus contre nature.

Dans le principe de l'accident, les bords de la

plaie de l'intestin étaient si voisins, que quelques-uns de mes confrères croyaient à la possibilité d'obtenir leur réunion par des points de suture ; mais en supposant qu'on eût pu les rapprocher jusqu'au point de les faire toucher, ce qui ne pouvait arriver à cause de la solidité et de l'épaisseur que les parois intestinales avaient acquises, je doute encore que cette réunion eût été possible. Elle devint donc bien moins praticable, lorsque la plaie intestinale eut été transformée en une large ouverture conformée de telle manière et tellement compliquée par la disposition particulière de l'intestin dans la plaie du ventre, qu'il n'était plus possible d'appliquer à ce cas pathologique les procédés connus jusqu'à ce jour. La méthode de M. Dupuytren ne pouvait être employée. Je confiai le malade pendant près de deux mois aux seuls efforts de la nature : elle seule me paraissait pouvoir opérer une guérison que les secours de l'art me refusaient. Je retirai et j'introduisis à diverses reprises le tube d'argent dans l'intestin ; l'orifice anal contre nature n'éprouva aucun changement, à cela près, que la muqueuse de la lèvre supérieure et de la lèvre inférieure faisait hernie et s'avançait dans l'ouverture, qu'elle rétrécissait un peu. Ces petits renversemens de la muqueuse représentaient deux

espèces d'appendices, dont le bord libre et convexe flottait dans l'orifice; ils étaient si minces que
dans le cas même où ils se seraient allongés au point
de se toucher et d'oblitérer la plaie, ils n'auraient
jamais offert aux matières fécales une résistance
suffisante pour empêcher leur issue par la plaie.

Néanmoins, lorsque je retirais le tube de la cavité de l'intestin, le malade allait quelquefois du
ventre pendant quelques jours sans qu'il y eût
d'écoulement de matières fécales par l'anus contre
nature, circonstance que j'attribuai au cours pris
habituellement par les évacuations alvines, bien
plus qu'au rétrécissement de la plaie par les prolongemens de la membrane muqueuse renversée.
Mais cet effet n'avait lieu qu'autant que le malade
demeurait au lit couché à la renverse, et encore
cessait-il au bout de deux ou trois jours; alors les
fèces se présentant plus abondamment à l'anus
artificiel, obligeaient le malade, qui allait très rarement du ventre, de demander l'introduction dans
l'intestin du tube qu'il appelait son boyau d'argent.

Ce tuyau fut conservé pendant plus de trois
mois dans l'appareil intestinal sans fatiguer le malade, qui se levait et marchait, à la vérité bien doucement et avec beaucoup de précaution : de grands
mouvemens faisaient heurter le tube contre les

parois intestinales, dont la sensibilité devait être exaltéeet causaient beaucoup de douleur. Le tuyau ne remplissait pas exactement la cavité de l'intestin. Je crois que cette disposition rendait son séjour moins douloureux. Ce qu'il y a de bien certain, c'est qu'il n'y a développé aucun principe d'inflammation, et que le malade n'en était incommodé que quand il voulait marcher.

On voit, d'après ce que je viens de dire, que le tube placé dans l'intestin pour guérir l'anus contre nature, n'a opéré que la guérison de la plaie du ventre en rétablissant momentanément le cours des matières fécales, et que, cette indication étant satisfaite, il ne pouvait être considéré que comme un moyen palliatif, moyen qui avait le grand inconvénient d'obliger le malade à garder le repos, sans lequel il souffrait plus ou moins.

Enfin ce malade présentait un cas pathologique tout-à-fait incurable, ou réputé tel jusqu'à ce jour; car l'art n'avait plus à lui offrir qu'un vase artistement placé pour recevoir les matières fécales qui devaient couler par cette ouverture pendant le reste de ses jours.

Néanmoins toujours désireux de le guérir, je m'occupai de rechercher un moyen pour débarrasser mon malade d'une si dégoûtante infirmité;

et je fus assez heureux pour concevoir une opération hardie que le succès couronna.

Elle consista à former un lambeau de peau pris sur les côtés de l'ouverture anale anormale et appliqué sur celle-ci, après avoir emporté en dédolant la peau des parties environnantes, dans l'intention de fermer l'orifice, comme on bouche un trou à un habit en rapportant une pièce de la même étoffe.

Je procédai à cette opération de la manière suivante :

Mes dimensions ayant été prises, c'est-à-dire après avoir calculé l'étendue que je devais donner au lambeau de peau, je le taillai au côté externe de l'anus contre nature, et lui donnai à peu près la forme d'un carré long, que je figurai et que je compris entre trois incisions, dont une supérieure transversale, une externe et une interne verticale. Je commençai la première à environ un pouce et demi au dessus de l'ouverture intestinale, et je la prolongeai jusqu'au milieu et au dessus de la crête iliaque; elle avait environ six pouces d'étendue.

La seconde incision commença à l'extrémité externe de la première, et fut étendue verticalement jusqu'à la partie antérieure externe et supérieure de la cuisse, près de quatre pouces au

dessous de l'arcade crurale. Elle passa en dehors
de l'épine iliaque antérieure et supérieure sur le
muscle *fascia-lata*. Cette incision pouvait avoir
au moins huit pouces de longueur. La troisième
incision partant de l'extrémité interne de la première, fut prolongée environ deux pouces et demi
au dessous de l'ouverture anale au côté externe de
laquelle elle passait, jusqu'au dessus de la cuisse
en bas du ligament de Fallope. Quand j'eus pratiqué ces incisions, je commençai la dissection du
lambeau par sa partie supérieure, et je la continuai jusqu'à l'extrémité inférieure des deux incisions verticales, exactement comme fait l'anato-
miste qui veut mettre à découvert les muscles de
la région abdominale. Cette dissection fut pénible,
surtout dans les endroits où la peau était adhérente ; mais elle fut encore plus longue et plus
difficile quand il fallut enlever la cicatrice qui s'é-
tait formée sur l'intestin. Je fus en effet obligé
d'introduire dans sa cavité le doigt indicateur de
la main gauche pour le soutenir pendant que j'insinuais sous la pellicule de la cicatrice de petits
ciseaux pointus et recourbés sur leur plat avec lesquels je l'emportai par petits compartimens : il me
fut impossible de l'enlever avec des pinces à disséquer et un bistouri.

J'ai dit que j'avais fait la troisième incision beaucoup moins longue que la seconde, en sorte que
le bord inférieur par lequel le lambeau était contigu au corps, s'étendait obliquement de haut en
bas et de dedans en dehors. Cette direction très
oblique donnait à sa base d'insertion une étendue
plus considérable, disposition qui, en lui conservant un plus grand nombre de vaisseaux, le rendait moins exposé à se gangréner, et qui, d'autre
part, était nécessaire pour faciliter son application
sur l'ouverture anale, comme je le dirai bientôt.

Après avoir préparé ce lambeau, j'en fis un autre de forme à peu près triangulaire, moins large
que le précédent, et que j'enlevai entièrement ;
il avait sa base en haut et son sommet obtus en bas.
Pour le former, je me contentai de faire deux incisions, dont une transversale, qui, bien qu'un peu
plus élevée, faisait suite à la première que j'avais
faite pour le lambeau précédent ; elle avait plus
de deux pouces de diamètre. La seconde, verticale,
s'étendait obliquement depuis l'extrémité interne
de la première jusqu'à deux pouces au dessous de
l'ouverture anale, où je la réunis avec la troisième
du lambeau précédent ; ce lambeau étant ainsi circonscrit, je le disséquai et l'enlevai entièrement.
Enfin, après avoir avec beaucoup de peine enlevé

la pellicule de la cicatrice intimement unie à l'intestin, j'eus une plaie propre à recevoir plus de
la moitié du lambeau que je venais de préparer,
et que j'y amenai en le tirant de dehors en dedans,
de telle manière que son bord contigu à la peau
de la cuisse éprouva de la part de ce déplacement
un mouvement de torsion tel, que son bord externe devint tendu, mince et allongé, tandis que
son bord interne formait, près de son extrémité
inférieure, un repli transversal, espèce de godet
assez saillant. Il fut maintenu dans cette position
par trois points de suture, dont un à chaque angle du bord supérieur, et le troisième au milieu
de son bord interne vis-à-vis l'ouverture intestinale : les deux premiers pour le fixer dans le sens
vertical ; le troisième pour le tenir étendu dans
le sens transversal. Ce lambeau, qui avait près de
six pouces de largeur, en perdit la moitié lorsqu'il
fut appliqué sur l'ouverture anale, soit par l'effet
de sa contractilité de tissu, soit par celui de l'allongement qu'il avait éprouvé par son déplacement ; mais, malgré cela, il conserva encore assez
d'étendue pour recouvrir l'ouverture de l'intestin,
et la dépasser en dedans de près de deux pouces,
et en dehors, d'un demi-pouce seulement.

Je ne conservai tant de peau en dedans de

l'ouverture anale, que parce qu'elle était dans cet endroit mince, dure et calleuse, et qu'elle n'offrait pas les conditions favorables à la réunion et à la cicatrisation, qui malgré ces précautions, n'eut pas lieu dans ce point, comme je le dirai bientôt.

Après avoir ainsi terminé cette opération, je pansai la plaie avec un linge fin, feutré, enduit de cérat, par dessus lequel j'appliquai de la charpie sèche. Je recouvris le lambeau avec des compresses fines, en plusieurs doubles, trempées dans du vin aromatique chaud. Par dessus je mis encore des plumasseaux de charpie et des compresses, et je fixai le tout par un bandage un peu serré.

L'opération ne fut pas achevée, que je me repentis de suite de l'avoir entreprise, parce que je croyais que la mortification du lambeau serait inévitable, et avec d'autant plus de raison, que j'avais été obligé de couper son vaisseau nourricier (l'artère cutanée abdominale); néanmoins, à l'aide de grands soins et des mêmes pansemens, mais souvent renouvelés, pour entretenir dans la plaie une très grande propreté, je parvins à conserver le lambeau, dont la réunion s'opéra par première intention au dessus et au dessous de l'ouverture anale; tandis qu'elle n'eut lieu que par seconde intention à son côté externe et interne par où s'échappèrent pendant quelque temps les matières excrémentitielles. Au bout de dix jours, le bord externe du lambeau fut adhérent dans toute son étendue. Son bord interne se réunit également dans tous ses points, excepté dans une très petite étendue, vis-à-vis l'ouverture anale où son adhésion ne put pas s'opérer, parce qu'il n'était formé dans cet endroit que par les débris de la cicatrice, qui, par surcroît de malheur, fut encore coupée par le point de suture qui ne put pas tenir jusqu'au lendemain. Ainsi, malgré les précautions que je pus prendre, le malade conserva une fistule stercoraire dont je parlerai bientôt.

J'avais donné une très grande étendue au bord externe du lambeau pour le déplacer avec plus de facilité, et dans l'intérêt de sa conservation ; il éprouva par là un tiraillement moins considérable. Cette dernière remarque est digne d'être appréciée. En effet, si le lambeau avait eu une forme carrée, son déplacement aurait fait éprouver à son côté externe un allongement plus considérable qui l'aurait exposé davantage à se gangréner ; tandis qu'en lui donnant plus d'étendue de ce côté, j'ai pu l'allonger davantage sans le tirer beaucoup malgré son extrême étendue. Ce lambeau rapporté a pu se conserver, et a parfaitement rempli le but auquel je le destinais.

J'avais retiré le tube de la cavité de l'intestin avant de faire l'opération, parce que j'avais observé que pendant les deux ou trois fois que je l'avais ainsi retiré, le malade avait continué à aller du ventre pendant quelques jours, surtout lorsqu'il avait voulu garder le repos, couché à la renverse. Je craignais d'ailleurs que les fils destinés à l'assujettir dans l'intestin, ne s'opposassent comme corps étranger à la réunion du lambeau sous lequel ils se seraient trouvés placés.

On conçoit très bien comment ce lambeau a pu se réunir sur la plaie fraîche de l'abdomen, mais on conçoit plus difficilement qu'il ait pu se cicatriser sur l'ouverture anale, où il était toujours en contact avec les matières fécales; néanmoins la réunion s'est opérée sur elle, la peau dans ce point n'a pas été altérée, et a conservé autant d'épaisseur que dans le reste de son étendue. Ne pourrait-on pas présumer, d'après ce qui est arrivé ici, qu'une des conditions pour que la cicatrice ait lieu sur l'ouverture anale, soit qu'elle commence par un des bords libres du lambeau?

Quand j'eus disséqué et rapporté le lambeau, les bords de la plaie qui en fut la suite se retirèrent beaucoup, et lui donnèrent une étendue vraiment effrayante : elle avait plus de sept pouces de

largeur dans sa partie supérieure, et elle se rétrécissait insensiblement jusqu'à sa partie inférieure,
où elle se terminait en pointe, ce qui lui donnait
la forme d'un V très ouvert. Elle fut pansée toujours de la même manière, c'est-à-dire avec un
linge fin fénêtré, enduit de cérat, et avec de la charpie brute. Je n'eus qu'une précaution à prendre
pendant que sa cicatrisation s'opérait, c'était d'empêcher qu'elle se fît au bord externe du lambeau
vis-à-vis l'ouverture anale, dans la crainte que retirant celui-ci en dehors, elle n'agrandît la petite
ouverture fistuleuse qui se trouvait à son côté externe. C'est dans cette intention que j'y passais
tous les deux ou trois jours la pierre infernale, pour
détruire les bourgeons celluleux disposés à se cicatriser. La plaie ne fut entièrement cicatrisée
qu'au bout de trois mois. Je pense qu'on me per-
mettra de considérer cette opération comme ayant
réussi, et d'après cela, de former de ce moyen de
guérison un procédé opératoire auquel on pourra
souvent recourir dans beaucoup d'anus contre nature. J'engage donc tous les praticiens à ne pas
hésiter à recourir à cette opération quand elle
sera indiquée, s'ils ne sont retenus que par la
crainte qu'elle ne réussisse pas complètement,
parce que dans aucun cas, je crois, on n'aura à fer-

mer un anus contre nature ouvert aussi largement,
et que jamais on ne sera obligé de former un lambeau de peau aussi étendu que celui que j'ai pratiqué dans cette occasion, et dont la réunion eût
été générale si la peau eût été saine dans tous ses
points.

Et au surplus, le malade devrait-il rester sujet
à une fistule stercoraire comme cela est arrivé ici,
que je considère sa position assez améliorée pour
qu'il n'ait pas le regret d'avoir payé trop cher l'o-
pération qui aurait amené un pareil changement.

Les bords de la petite fistule qui n'a pas quatre
lignes d'étendue, se sont cicatrisés séparément
jusque dans la cavité de l'intestin, et se touchent
d'une manière si serrée, que si l'on veut parvenir
dans la cavité de ce dernier avec une sonde, il faut
les écarter et l'introduire obliquement de dedans
en dehors, parce que le lambeau qui en fait le
bord externe dépasse encore de plus de deux lignes
l'ouverture intestinale. Cette fistule n'était donc
plus, à proprement parler, qu'une fente ou fissure
dont les bords, qui se touchaient dans presque
toute leur étendue, auraient pu facilement se cicatriser étant cautérisés avec la pierre infernale; mais
le malade, que je cherchais à guérir de cette manière, s'étant ennuyé, s'en alla sans me prévenir

à l'hôpital de Lyon, où il croyait trouver plus de ressources ; mais après y avoir passé quatre à cinq mois sans qu'on lui eût rien fait, il revint me supplier de l'opérer de nouveau pour achever sa guérison.

L'ayant examiné de nouveau, je le raisonnai et je lui fis entrevoir tous les dangers d'une opération et concevoir la possibilité de le guérir, à la vérité, un peu plus lentement, en touchant sa fistule avec la pierre infernale. Je le décidai donc encore à subir le traitement que je croyais le plus simple et le plus rationel. Il fut convenu qu'il viendrait me voir tous les trois ou quatre jours. Mais, lorsque j'eus touché sa fistule trois fois, ce jeune homme ne revint plus, et plutôt ennuyé de rester chez ses parens qui le forçaient à travailler et à moissonner, que de la longueur du traitement, il s'en retourna encore furtivement à l'hospice de Lyon pour demander qu'on lui fît une opération qu'il n'avait pas même conçue, et à laquelle M. Janson avait renoncé lorsque je l'eus instruit de tous les antécédens.

Un mois après, ayant appris sa fuite, je pris le parti de le rappeler, en lui promettant de l'opérer de nouveau ; car, pour le dire en passant, je n'aurais pu le décider à revenir, si je ne lui avais parlé d'une nouvelle opération.

Avant de parler des moyens que j'employai pour guérir cette fistule, il convient d'exposer l'état et la situation des parties sur lesquelles je devais opérer.

Un enfoncement, en forme d'entonnoir, surmontait l'ouverture fistuleuse; il était formé dans les trois quarts de son étendue, par le bord du lambeau qui, n'ayant pas contracté des adhérences avec le côté interne de l'ouverture anale, s'était retiré en se repliant en dedans sur lui-même. Au milieu et au fond de cet évasement, s'apercevait un petit trou rond qui se continuait en dehors, en haut et en bas et sous la forme d'une fente, formée dans les deux premiers sens par le bord du lambeau qui touchait et dépassait encore de plus de deux lignes l'ouverture anale ; en dehors elle n'était que le résultat de la déchirure qu'avait éprouvée le lambeau de la part de la ligature que j'avais placée pour le fixer pendant sa réunion. Les bords de ces deux fentes se touchaient dans toute leur longueur, de telle manière que le petit trou, qui aurait à peine admis la tête d'une épingle un peu grosse, aurait laissé pénétrer dans le canal intestinal un gros pois rond, si on l'eût poussé avec force. Ces rebords étaient en outre durs et calleux, en sorte que si cet enfoncement n'eût pas existé, il n'eût pas même été possible de les rapprocher par un point de suture qu'on aurait placé circulairement dans leur épaisseur, après les avoir rafraîchis ; car, dans le cas qu'ils eussent pu se rencontrer, le cordonnet de fil aurait certainement coupé la peau avant leur cicatrisation. Une opération de ce genre aurait donc été plutôt nuisible qu'utile. Ainsi, après avoir examiné les parties avec beaucoup d'attention, je reconnus qu'on ne pourrait jamais réunir les bords de cette fistule sans détruire préliminairement l'évasement qui la surmontait ; et, en conséquence de cette remarque, non seulement j'ai rafraîchi ses bords, mais encore j'en ai enlevé un peu en dedans et en dehors, de manière à obtenir une plaie transversale et avec perte de substance. Le morceau de peau que j'enlevai au côté interne et externe de la fistule, de forme triangulaire, avait sa base du côté de cette ouverture ; l'externe ne comprenait que la moitié de l'épaisseur de la peau qui recouvrait dans cet endroit l'ouverture anale. L'excision de ces morceaux de tégumens détruisit l'infundibulum qui surmontait la fistule, et me donna une plaie transversale dont les bords, qui se rapprochaient plus facilement, se touchaient par une surface plus étendue. Je les réunis donc par deux points de suture placés à côté et très près de l'ouverture fistuleuse, et je consolidai cette réunion avec deux emplâtres agglutinatifs, dits d'André de La Croix, placés l'un au dessus et l'autre au dessous de la plaie, à un pouce et demi de distance de ses bords. La réunion des lèvres de la plaie était si exacte et la suture était tellement fortifiée par le froncement de la peau dû aux emplâtres agglutinatifs que je me retirai bien convaincu de la réussite de l'opération, et espérant ne panser la plaie qu'au bout de sept à huit jours; mais je fus bien trompé dans mon attente, car l'appareil était déjà tout inondé par les matières qui s'étaient échappées en plus grande quantité que dans tout autre temps. Je fus donc obligé de le renouveler et d'enlever les emplâtres qui, s'étant ramollis, avaient coulé et s'étaient réunis de manière à n'en former plus qu'un qui recouvrait toute la plaie, dont les bords, qui s'étaient retirés après avoir été déchirés par les points de suture, laissaient déjà apercevoir l'entrée de la fistule. Malgré ce contre-temps, je ne perdis pas tout-à-fait l'espoir d'obtenir la réunion de la plaie; c'est pourquoi je resserrai les deux points de suture et je replaçai deux autres emplâtres agglutinatifs que je recouvris avec des compresses souvent trempées dans l'eau froide pour prévenir leur ramollissement. Mais toutes ces précautions furent inutiles ; car les fèces continuèrent à couler par la plaie quoique bien réunie, et y développèrent beaucoup d'inflammation ; de plus, les emplâtres s'étendirent encore par leur surface cutanée que la chaleur ramollissait, et ne protégèrent plus la réunion opérée par les points de suture qui tombèrent au bout de quatre jours, après lesquels j'enlevai aussi les emplâtres pour me faciliter l'application des topiques émolliens propres à faire tomber l'inflammation.

J'ai donc complètement échoué dans cette opération, quoique j'eusse pris, comme on le voit, toutes les précautions capables de la faire réussir, et, au lieu d'avoir contribué à diminuer la fistule, celle-ci a, au contraire, conservé plus d'étendue.

Très fatigué de l'insuccès de ces tentatives, je ne voyais plus d'autre moyen pour guérir mon malade, et j'allais l'abandonner, lorsqu'un hasard me fit remarquer que la peau de l'abdomen formait naturellement des plis transversaux très considérables, près et au dessus du pli de la cuisse, dans la position ordinaire du corps pour l'évacuation des matières fécales. J'augurai dès ce moment que peut-être encore je guérirais mon malade, en lui faisant prendre à peu près la même situation. En effet, assis sur son lit, je fléchis sa jambe sur sa cuisse et sa cuisse sur le bassin, puis j'appliquai cette dernière contre le corps, qui était penché en avant. Je vis alors deux replis de peau très considérables, qui surmontaient la fistule et fermaient son ouverture en rapprochant ses bords. Il ne s'agissait plus que de lui faire garder cette position: le malade étant assis et le corps penché en avant, je fixai sa cuisse contre l'abdomen avec plusieurs tours de bande qui, passant sous le jarret, allaient se croiser sur les épaules et sur les reins. Pour tout pansement, je me bornai à appliquer sur la plaie un peu de charpie destinée à absorber quelques gouttes de matière liquide qui en sortaient encore assez souvent; mais, avant de placer ainsi le malade, j'avais rafraîchi les bords de la plaie déjà cicatrisés. Cette position fut gardée un mois; ce temps écoulé, je fus obligé de toucher avec la pierre infernale taillée en pointe, la petite ouverture qui se cicatrisait sans se fermer. La cicatrisation ne fut complète qu'au bout de trois mois: elle n'aurait point eu lieu si je n'avais donné à l'abdomen cette situation forcée.

Le blessé est enfin aujourd'hui complètement guéri et délivré des suites de son accident, par

une longue suite d'opérations, dont l'idée me fut
suggérée successivement par l'état du malade, et
qui pourtant pourront, je l'espère, s'appliquer à
la guérison de beaucoup de cas du même genre.

Mizéri, devenu cordonnier, jouit d'une si parfaite santé, qu'il pourrait impunément exercer
toute sorte de profession, et même continuer à
travailler la terre, quoiqu'il soit sujet à une hernie qu'il contient avec un bandage à pelote plate
et non recourbée. Cette infirmité ne lui fait éprouver en effet aucune colique.

Quoique le succès ait généralement couronné
les diverses opérations que j'ai tentées pour la cure
du même cas de chirurgie, je ferai observer que
bien que le point de suture que j'ai placé au bord
interne du lambeau rapporté, n'ait pas été la cause
de sa non-réunion dans cet endroit, il serait plus
convenable de le placer au dessus de l'ouverture
anale, afin de ne pas empêcher sa réunion autour
de celle-ci.

Cette observation me paraît remarquable par
la nature des plaies faites à l'intestin, par la très
grande étendue de l'anus contre nature, et surtout
par la variété des opérations qui ont été nécessaires pour obtenir une guérison radicale. Le succès
les a couronnées ; mais, alors même qu'il leur au-

rait manqué, ce cas pathologique mériterait encore l'attention des chirurgiens. J'ai été obligé de pratiquer sur le même individu, et pour remplir les indications thérapeutiques qui se présentaient successivement, la plupart des procédés proposés pour le traitement des plaies intestinales et des anus contre nature. L'idée de leur emploi combiné m'est propre ; je puis revendiquer encore le mode de réunion dont j'ai fait usage pour mettre en rapport les lèvres de la plaie de l'intestin grêle, et l'emploi de la position donnée à l'abdomen pour obtenir la cicatrisation de la fistule. L'emploi du procédé du chirurgien anglais Collier n'a point amené la clôture parfaite de l'anus anormal, bien qu'il ait réussi ; le lambeau de peau taillé dans l'épaisseur de la paroi abdominale antérieure avait bien une étendue suffisante pour oblitérer entièrement l'orifice contre nature, mais je n'eus pas le bonheur d'éviter la formation d'une fistule stercorale. Les chirurgiens qui auront à traiter des cas de ce genre, éviteront les tâtonnemens auxquels j'ai été réduit pour mettre en contact exact les bords ravivés de cette fistule, en apprenant, par la lecture de mon observation, combien la situation que l'on donne à l'abdomen du malade importe au succès du traitement.

On peut faire une autre remarque à l'occasion de ce cas de chirurgie ; les doctrines pathologiques modernes accordent une grande part à l'irritabilité de l'estomac et des intestins ; on y voit des stimulations fort légères exciter les sympathies de l'appareil gastro-intestinal, et toutes les fièvres essentielles et intermittentes, exprimées par un seul fait, la gastro-entérite. Cette phlegmasie, si redoutable et dont les formes sont si variées, est devenue la base de la pathologie. Cependant la chirurgie fait douter de cette prodigieuse impressionabilité de l'estomac et des intestins ; on voit ces viscères blessés, contus, ouverts en plusieurs points, exposés à l'air, ou mis en contact avec des corps étrangers, plus nuisibles encore, sortir à peine de leur état normal, et reprendre l'exercice de leurs fonctions, sans que les graves désordres physiques dont ils ont été le siége aient produit une gastro-entérite ou une fièvre quelconque. Les stimulans internes exercent donc sur les intestins une influence beaucoup plus redoutable et beaucoup plus dangereuse que les stimulans externes.

Deuxième Observation.

Ancien anus artificiel. — Opération avec mon entérotome. — Guérison.

Une femme de Beausemblant en Dauphiné, nommée Grenier, âgée de trente-six ans, vint me consulter le 6 juillet 1826, pour une plaie au bas-ventre qu'elle portait depuis un mois seulement, et par laquelle elle rendait tous ses excrémens. Elle connaissait sa maladie et elle n'en croyait pas guérir; je calmai son esprit et je la retins à l'hôpital d'Annonay. Elle fut opérée peu de jours après. Sa plaie était très large, profonde, à bords découpés, rouge et enflammée; la peau des parties environnantes, sur le point de s'excorier, était aussi rouge dans une très grande étendue;

on apercevait au milieu de cette ulcération profonde, située à l'aine droite, une petite tumeur
arrondie, formée par le bout inférieur de l'intestin. Le bout supérieur, situé au dessus et un peu
en dedans du premier, était très enfoncé et se
voyait à peine, et seulement en écartant avec
force la peau qui s'avançait sur lui comme pour
le recouvrir. J'engageai très facilement et sans
douleur une sonde de femme dans l'orifice de chacun d'eux. Ainsi je n'eus pas besoin de les dilater,
ni d'inciser la peau sur le trajet fistuleux, pour
les découvrir et faciliter l'application de l'entérotome, avec lequel je manœuvrai de la manière
suivante :

Placé à droite de la malade, qui était simplement couchée à la renverse, je pris la pince avec
la main droite, et la tenant entre les trois premiers doigts, de manière que son côté convexe
ragardait en haut ; j'en rapprochai les branches,
pour pouvoir les engager ensemble dans chacun
des bouts de l'intestin ; aussitôt que leur extrémité y fut reçue, je n'eus qu'à la pousser pour
l'enfoncer jusqu'à la naissance de ses doubles branches ; ce que je fis sans éprouver la moindre résistance.

Quoique je susse que chaque branche de la pince

fût engagée dans chaque bout d'intestin, je voulus encore m'en assurer en la faisant tourner sur
elle-même; mais à peine lui eus-je imprimé un
demi-tour que j'éprouvai de la résistance, et que
la malade se plaignit d'un tiraillement douloureux que j'attribuai à la torsion de la cloison membraneuse : persuadé alors qu'elle était bien placée,
je la fermai, c'est-à-dire que je rapprochai ses
branches au moyen des clous à vis disposés à cet
effet. Pour cela, avec une main je tenais la pince
dans l'immobilité, pendant qu'avec l'autre je tour-
nais les vis. Cela étant fait, je plaçai la lame, c'est-
à-dire que je l'engrenai dans la branche supérieure : saisissant de nouveau la pince avec la
main gauche, et la tenant immobile, j'enfonçai
entièrement la lame que je dirigeai avec la main
droite dans l'espace des branches de la pince, et
j'opérai ainsi en un instant, sans la moindre résistance et sans la moindre douleur pour la malade, la division ou la section de la cloison membraneuse.

La lame fut aussitôt retirée sans aucune difficulté.

L'opération étant achevée, l'instrument fut fixé
au moyen d'un fil que je nouai à une bande placée
autour du corps; je recouvris ensuite la plaie avec

de la charpie fine enduite de cérat et quelques compresses fines, et le tout fut assujetti avec un bandage inguinal.

Je quittai la malade en lui recommandant de ne faire aucun mouvement, c'est-à-dire en lui défendant de s'asseoir et de se tourner par côté pendant deux jours que j'assignai pour terme à sa guérison. Je la mis un peu à la diète et à l'usage d'une boisson d'orge et de réglisse.

L'opération fut si peu douloureuse, que la malade qui n'était pas instruite que j'allais l'opérer, ne cessa pas de tricoter son bas. Elle fut aussi si facile et si promptement exécutée, que si je n'avais pas vu les deux orifices de l'intestin et que si je ne m'étais pas assuré que chaque branche de la pince était engagée dans chacun d'eux, j'aurais pu douter d'avoir divisé leur paroi réunie.

Quatre à cinq heures après avoir opéré la malade, je la visitai et je lui trouvai un air inquiet et agité; sa figure était un peu rouge; elle n'avait cependant pas eu des frissons, et le pouls n'était pas fébrile; néanmoins le ventre, dans la région pubienne était déjà élevé. Ce dernier symptôme abattit mon courage, et j'allais ordonner des fomentations et toute la série des antiphlogistiques, lorsque tout-à-coup le malade me faisant des re-

proches de ce que je l'avais opérée sans la prévenir, m'avoua qu'elle n'était tourmentée que parce
qu'elle ne savait pas comment elle pourrait faire
pour supporter plus long-temps le besoin d'épan-
cher de l'eau. Je n'eus en effet qu'à lui faire passer
un bassin dont elle ne connaissait pas l'usage, et
elle fut guérie. Je vis donc en un instant s'évanouir
pour ne plus reparaître tous les prétendus accidens
dont j'avais été effrayé ; car l'élévation du pubis ne
tenait qu'à l'extrême distension de la vessie.

Je la visitai encore deux fois dans l'après-midi
jusqu'au soir, mais je la trouvai toujours calme,
tranquille, disposée à la gaîté, et étonnée de la
fréquence de mes visites. Elle était sans souffrance
et sans fièvre. La nuit fut aussi tranquille que la
journée, et si elle ne l'employa pas tout entière à
dormir, elle ne l'a attribué qu'à la piqûre d'in-
sectes auxquels elle n'était pas accoutumée.

Le lendemain matin, je pansai la plaie et chan-
geai les diverses pièces de l'appareil qui étaient
toutes mouillées par les fèces qui s'étaient écoulées
abondamment pendant la nuit ; et après l'avoir
bien appropriée, je la pansai de nouveau et de la
même manière que la première fois. Il y avait toujours absence de fièvre et de douleur.

La pince s'était à peine retirée d'une ligne,

quoique le fil qui l'attachait à la bande placée autour du corps se fût dérangé, au point de ne plus la retenir. Au surplus, elle aurait pu se retirer davantage sans abandonner pour cela la fin de l'incision, parce que celle-ci se terminait à trois ou quatre lignes en deçà de l'extrémité de l'instrument. Je ne renouvelai le pansement que le soir, parce que l'appareil était seulement humecté par des matières bilieuses et jaunâtres. Toute la journée se passa également sans souffrance et sans fièvre. Le ventre n'était ni tendu, ni douloureux à la pression; seulement la plaie extérieure paraissait être plus sensible. La seconde nuit fut également tranquille et bonne, puisque la malade dormit quatre heures de suite; le lendemain matin ou le surlendemain de l'opération, je pansai de nouveau la plaie. C'est alors que je retirai la pince, environ quarante-huit heures après son introduction, augurant que les bouts d'intestin, s'ils n'étaient d'abord que contigus, avaient bien eu le temps de se réunir, et qu'on ne devait plus craindre l'épanchement dans le ventre. Sa sortie se fit sans aucune difficulté; après avoir ôté les vis qui la tenaient fermée, elle s'ouvrit, et je la retirai sans faire souffrir la malade.

Je pus ensuite porter le petit doigt dans la nouvelle cavité intestinale jusque dans le ventre. J'acquis alors la certitude que la cloison membraneuse avait été divisée dans l'étendue de plus d'un pouce derrière l'arcade crurale; car je ne pus toucher l'angle de la plaie.

Je présumais bien que cette division devait s'étendre plus d'un pouce dans le ventre, lorsque je comparais la longueur des branches de la pince avec l'étendue présumée de l'ouverture crurale. Je fus en quelque sorte confirmé dans cette opinion, lorsque je vis que les fèces ne coulaient plus par la plaie et reprenaient leur cours naturel. La malade en effet était allée à la selle quelques heures avant que je retirasse la pince; et certes, si cette division ne se fût pas étendue au dessus de l'arcade crurale, les matières fécales qui seraient arrivées dans la portion d'intestin encore comprise dans cette ouverture, auraient trouvé plus de facilité à s'échapper par la plaie encore très large et libre, qu'à rétrograder pour passer dans le bout inférieur de l'intestin.

La plaie fut toujours pansée mollement et simplement avec de la charpie enduite de cérat. Les pansemens n'eurent lieu que deux fois par jour, parce que les matières fécales ne coulant plus par la plaie, teignaient à peine la charpie qui la recouvrait. En cinq à six jours, la plaie, qui était large et caverneuse, se ferma et se rétrécit de plus des trois quarts. Elle fut bientôt transformée en une petite fistule qui laissait à peine couler quelques gouttes de matière jaunâtre ou verdâtre. La malade, qui était très maigre et très faible avant l'opération, reprit promptement des forces et de l'embonpoint, et se voyant sur le point d'être guérie, elle demanda à se lever.

Après que j'eus retiré la pince, je fis donner tous les jours un lavement d'eau miellée qui entraînait plus ou moins de matières; et malgré son usage, la malade avait encore assez souvent une selle avant ou après. Dix jours après avoir retiré la pince, douze jours après l'opération, je permis à la malade de se lever, mais le trop grand exercice qu'elle faisait, joint à la position de bouts favorisant l'écoulement d'une plus grande quantité de matières, je fus obligé de lui faire garder de nouveau le repos. Je fis comprimer la plaie pour accélérer sa cicatrisation par un bandage inguinal ou plutôt par des tours de bande un peu serrés. Mais ce moyen étant insuffisant, je fléchis fortement la cuisse de la malade sur l'abdomen, et la fixai dans cette position avec des bandes qui, passant sous le jarret, allaient se croiser sur les épaules et sur les reins. Au moyen de cette situation, les bords de la petite plaie qui se touchaient d'une manière forcée, se cicatrisèrent plus vite. Enfin, vingt-cinq jours après l'opération, la malade quitta l'hôpital parfaitement guérie d'une maladie qu'elle aurait gardée toute sa vie, si elle avait été abandonnée aux seuls efforts de la nature. Le bout inférieur de l'intestin s'élevait tellement dans la plaie, que j'avais été obligé d'en retrancher un peu pour le faire recouvrir par la peau, lorsque la cicatrisation fut sur le point de s'achever. La guérison de l'anus anormal a été radicale; la malade porte un bandage contentif. Cette observation me paraît digne de remarque, par la facilité avec laquelle l'opération fut pratiquée et par le succès complet du traitement. Une saignée de bras eût autant affecté la malade que l'application de ma pince, cette femme s'aperçut à peine que je l'opérai, ou plutôt elle ne s'en aperçut pas du tout. Il n'y eut aucun accident, point de coliques, point de péritonite, rien de plus simple que le pansement. On voit aussi dans cette observation combien la position donnée au corps de l'opéré après l'opération, influe sur la cicatrisation de l'anus anormal.

Troisième Observation.

Plaie pénétrante de l'abdomen. — Plaie du colon transverse. — Anus anormal formé par quatre ouvertures. — Réduction de la portion d'intestin herniaire qui était renversée. — Rétablissement de la continuité du canal intestinal. — Oblitération de l'orifice anal.

L'anus contre nature dont je vais présenter l'observation, fut la suite d'une plaie pénétrante de l'abdomen, accompagnée de la lésion du colon transverse.

Un jeune garçon de sept ans, de la commune d'Yssingeaux, me fut adressé par mon confrère le docteur Labruyère, médecin à Montfaucon, le 2 septembre 1826. Il était atteint d'un anus contre nature, accompagné d'un prolongement considérable formé par le renversement de l'intestin, situé au côté gauche du creux de l'estomac, et à trois travers de doigt au dessous de l'appendice xiphoïde sous l'angle du rebord cartilagineux des côtes.

Un appendice considérable pendant le long du ventre, très rouge, formé par l'intestin, renversé sur lui-même, était ce qu'on remarquait d'abord. La quantité et la qualité des matières fécales qui s'échappaient, jointes au bon état de l'enfant qui portait cependant cette infirmité depuis plus de deux ans, me firent présumer que l'organe offensé était le colon transverse. Voici l'aspect et l'état sous lequel se présentait cette maladie, lorsque je le fis placer à l'hôpital d'Annonay.

L'intestin renversé qui était, ai-je dit, considérable, avait quatre pouces de circonférence à sa base, et environ huit pouces de longueur. D'abord simple dans l'étendue de trois pouces, il se divisait ensuite en deux parties, l'une droite, et l'autre gauche ; elles étaient d'égale longueur, et à peu près d'égale grosseur. La partie gauche n'offrait d'ouverture dans aucun point de sa circonférence, ni à son extrémité libre, qui était surmontée par une végétation considérable. La partie droite moins volumineuse était un peu recourbée, de manière à offrir sa concavité à droite ;

son extrémité libre présentait une ouverture qui laissait échapper des mucosités et des glaires. Elle correspondait à la fin du corps de l'intestin renversé. J'y introduisis une sonde de femme que je portais quelquefois jusque dans le ventre, en la poussant de manière à affaisser l'intestin sur lui-même. Ces deux portions d'organe qui se touchaient, étaient rouges et recouvertes, surtout la gauche par un très grand nombre de végétations tuberculeuses disposées en forme de champignons, à larges bases, fournissant une suppuration abondante. Le commencement de l'intestin renversé était d'un rouge moins vif, et n'avait point de végétations; mais il était surmonté à sa naissance par une tumeur de la grosseur d'une pomme ordinaire, plus grosse qu'un œuf de poule. Cette tumeur offrait deux ouvertures, l'une supérieure à droite, et l'autre inférieure à gauche, éloignées de deux pouces; elles se communiquaient et ne conduisaient dans la cavité d'aucun intestin. La sonde portée par l'ouverture supérieure ressortait par l'inférieure, *et vice versà*. Cette tumeur, quoique formée presque entièrement par les replis de la muqueuse, agglomérés et entassés les uns sur les autres, était cependant dure et ferme. Sa base qui était large recouvrait l'ouverture anale,

et semblait avoir été placée uniquement pour retarder l'écoulement des fèces et faire l'office d'un
sphincter. L'ouverture anale dans laquelle on in-
troduisait très librement le doigt, conduisait dans
le bout supérieur du colon transverse.

D'après tout ce que je venais d'apercevoir, je
crus d'abord rencontrer un anus contre nature
double; et certes, tout se réunissait pour m'obliger
à le présumer ainsi. En effet, non seulement je
trouvais quatre ouvertures, dont trois étaient très
rapprochées, mais encore l'intestin renversé d'a-
bord très volumineux, se divisait bientôt, et offrait
deux parties qu'on aurait pu prendre pour deux
de ces organes. Toutes ces circonstances étaient
donc bien propres à exercer fortement l'imagina-
tion d'un chirurgien, et j'avoue que, sans les ren-
seignemens que je puisai auprès de la mère de
l'enfant, je serais difficilement parvenu à expliquer toutes les complications singulières de cet
accident.

Le médecin qui fut appelé pour soigner l'enfant blessé de coup de couteau au ventre, au lieu
de réunir la plaie, après avoir réduit l'intestin,
lia celui-ci avec un petit cordonnet de soie, et pro-
duisit par cette conduite une maladie qui faillit
faire périr l'enfant. En effet, celui-ci fut atteint dès

ce moment de tous les symptômes et accidens des hernies étranglées. On ne vit le malade se ranimer que lorsque le fil de la ligature, ayant coupé les parois de l'intestin, permit aux matières fécales de s'écouler abondamment. Ce n'est donc qu'après la connaissance de cette singulière opération, que j'ai pu expliquer la possibilité de l'existence de quatre ouvertures dans un seul anus contre na-ture, quoiqu'il n'y eût qu'un intestin malade.

Cette ligature, au lieu de produire la sépara-tion et la chute complète, du bout de l'anse d'intes-tin qu'elle embrassait, n'ayant opéré que la sec-tion de ses parois les plus extérieures, cette anse resta encore attachée au corps de l'organe par les portions de ses parois qui correspondaient au mé-sentère. La portion d'intestin coupée formait donc une espèce d'arcade placée en devant du corps de cet organe, et offrait un côté droit qui correspon-dait à l'ouverture du bout supérieur, et un côté gauche qui communiquait avec l'ouverture du bout inférieur. Ainsi l'anus contre nature, qui n'a été déterminé que par la ligature placée sur l'in-testin (car cet organe n'avait point été blessé par l'instrument vulnérant), était très simple ou exempt de complication dans les premiers temps de son existence.

Il est vraiment essentiel de se reporter à l'origine de cet accident, de le considérer d'abord dans son état de simplicité pour pouvoir ensuite expliquer les phénomènes singuliers qu'il présente lorsqu'il est compliqué.

Dès les premiers jours de l'accident, l'enfant n'alla plus à la selle par les voies ordinaires et toutes les fèces coulèrent par la plaie du ventre ; ceci prouverait que l'intestin n'avait pas seulement été pincé par la ligature, mais qu'elle avait compris une portion plus considérable de cet organe. Le bord libre de l'éperon ou de la cloison formée par l'adossement des parois intestinales, devrait être très saillant et s'apercevoir sous le point membraneux qui, libre à l'extérieur, faisait seul hernie. Les deux bouts d'intestin retenus dans la plaie y contractèrent des adhérences et la fermèrent ; mais, comme elle était très large, ces organes libres et sans cesse comprimés firent bientôt hernie. Il arriva en effet, un ou deux mois après l'accident, que la muqueuse du bout inférieur s'allongea et fit hernie, et qu'elle entraîna bientôt avec elle le corps de l'intestin, dont le renversement devint très considérable.

La muqueuse du bout supérieur fit aussi hernie ; ce qui est assez extraordinaire ; seulement par la moitié de sa circonférence et du côté de la cloison membraneuse. C'est l'allongement de cette portion de membrane muqueuse qui, en se repliant plusieurs fois, donna lieu à la tumeur qu'on remarquait à la base d'insertion de l'intestin renversé et à droite du pont membraneux qu'elle surmontait. Elle se composait donc, non seulement de la muqueuse déplacée, mais encore du pont membraneux : ces deux parties étaient cependant si rapprochées, que je ne pus les distinguer qu'après avoir fait rentrer la portion muqueuse dans le bout supérieur de l'intestin.

Telle est certainement la seule manière dont on puisse expliquer les deux ouvertures que présentait la tumeur placée à la base de l'intestin renversé.

Il était difficile de concevoir comment un intestin renversé avait pu se diviser et offrir deux prolongemens égaux. Cependant, comme la sonde qui fut portée dans la cavité de cet organe put être ramenée dans celle de l'appendice latérale, je reconnus alors que cette dernière ne dépendait que de l'allongement excessif d'une des bosselures qu'on remarque souvent sur le colon. Les lavemens que je fis donner, pour m'éclairer encore sur sa nature , faisaient gonfler également les deux parties , lorsque je m'opposais à l'écoulement de l'eau, en comprimant l'ouverture de l'intestin renversé. Dès ce moment , je n'eus aucune inquiétude , et je pus avec assurance et sécurité entreprendre les opérations que nécessitait la maladie de cet enfant , âgé de sept ans et assez bien portant : d'ailleurs ses digestions étaient en effet bien complètes. Il y avait , me dit la mère de l'enfant , environ dix - huit mois que le renversement de l'intestin se montrait tel qu'il existait au moment où je le vis.

Le traitement de cet état pathologique présentait trois grandes indications à remplir. La réduction de l'intestin hernié et renversé , le rétablissement de la continuité du canal intestinal pour rendre aux fèces leur cours naturel , l'oblitération de l'ouverture anale contre nature. Voici comment je les ai remplies :

Lorsque j'eus examiné et reconnu que l'intestin renversé, malgré toute la singularité de forme qu'il présentait, était unique, c'est-à-dire, seulement formé par le colon descendant, je cherchai à le réduire ; mais toutes mes tentatives furent inutiles, et ne servirent qu'à faire souffrir le malade ; car les deux portions d'intestin étaient adhérentes par leur surface péritonéale dans toute leur étendue, et ne formaient plus, ainsi réunies, qu'un même corps d'organe libre et pendant à l'extérieur. Cette opération préliminaire étant reconnue impossible, je conçus d'abord l'idée de couper l'intestin à sa base d'insertion et avec lui la tumeur membraneuse qui bouchait l'ouverture anale; mais, avant de procéder à cette opération, j'y réfléchis plusieurs jours, et fort heureusement; car, en raisonnant bien le cas, en réfléchissant davantage, je m'aperçus que, si j'enlevais l'organe déplacé, j'agrandirais l'ouverture anale de moitié, et qu'ainsi j'aurais plus de peine à en obtenir l'occlusion. J'y renonçai donc. Cependant cette opération me promettait de grands avantages: 1.º elle m'aurait facilité beaucoup l'exécution de l'opération de l'entérotomie ; 2.º elle m'évitait de faire séparément l'excision de la tumeur membraneuse qui, placée à la base de l'intestin, aurait été enlevée avec lui. Ces deux raisons m'auraient sans doute décidé à pratiquer la rescision de cet organe; mais j'avais conçu l'espoir, en le conservant, de m'en servir comme d'un bouchon pour fermer l'ouverture anale ou plutôt l'ouverture abdominale; c'est pourquoi je le laissai subsister. Néanmoins, pour pouvoir remplir la seconde indication, c'est-à-dire fendre les deux bouts d'intestin l'un sur l'autre et convertir leurs deux cavités en une seule, il me fallut enlever et exciser la tumeur qui était placée à la base de l'intestin. Cette tumeur fut donc coupée à sa base avec un bistouri et des ciseaux. Je n'eus qu'à placer une ligature pour étancher le sang.

Si j'avais fait la résection de l'intestin renversé, j'aurais pu sur-le-champ et avec la plus grande facilité, appliquer mon entérotome, parce que les ouvertures de chaque bout d'intestin se seraient aperçues à l'extérieur et auraient reçu sans peine les branches de sa double pince; mais, l'ayant conservé, je fus obligé de l'ouvrir à sa base, en le fendant vis-à-vis et sur l'ouverture anale, dans l'étendue d'un pouce et demi : pour cela, j'enfonçai une sonde de femme dans l'intestin, je confiai l'instrument à un aide qui, la poussant, tenait l'intestin soulevé dans l'endroit où je devais faire l'ouverture. L'incision fut pratiquée avec un bistouri ordinaire en plusieurs fois, afin de ne pas diviser d'un seul coup deux organes qui auraient pu être seulement contigus dans cet endroit, quoique réunis dans le reste de leur étendue.

En effet, s'ils n'eussent été que contigus, j'aurais repoussé dans le ventre la portion d'intestin encore libre, et je ne l'aurais ouvert que dans l'endroit où commençait son adhérence ; mais, comme leurs parois réunies étaient confondues au point de ne pouvoir se reconnaître, je continuai l'incision jusque sur le bout de la sonde, je la prolongeai du côté du ventre, et je lui donnai environ deux pouces d'étendue. L'agrandissement de la plaie fut fait sur la sonde canellée, que j'engageai par la plaie dans la cavité de l'intestin. Je crus, en prenant cette précaution, avoir divisé, dans une étendue égale, toutes les membranes intestinales qui avaient au moins acquis un pouce d'épaisseur. Mon doigt indicateur, porté très profondément dans la plaie, me confirma dans cette croyance. Cependant, pour ne rien laisser au hasard de ce que la prudence pouvait lui ôter, et pour m'assurer encore mieux si cette cavité était bien celle de l'intestin, j'introduisis dans cet organe une sonde d'homme en argent, dont j'avais détruit la courbure, et l'instrument enfoncé jusque dans l'abdomen, je cherchai, mais en vain, de le toucher en portant le doigt dans la plaie, je ne le sentais toujours qu'à travers la membrane muqueuse ; mon doigt était donc dans un espace vide, entre cette membrane et la tunique fibreuse de l'organe. La membrane muqueuse n'avait été que percée par la pointe du bistouri, et n'avait pas été divisée dans une étendue égale à celle des autres membranes, parce que, plus lâche et plus molle, elle avait fui devant le tranchant de l'instrument pendant que j'agrandissais l'ouverture. Cette circonstance inattendue allongea d'autant plus l'opération que j'avais à faire à un sujet très peu disposé à la supporter et très peu raisonnable.

Néanmoins, ayant réintroduit la sonde dans la cavité de l'intestin, et l'ayant fait ressortir par la plaie, je la confiai de nouveau à un aide qui s'en servait pour soulever les parties. Pendant ce temps, j'enfonçai très profondément à travers la plaie, dans la cavité intestinale, mon bistouri, conduit sur la sonde cannelée; puis, au lieu de chercher à faire l'incision en enfonçant l'instrument dans le ventre, je la fis en tirant le bistouri de dedans en dehors et de gauche à droite. De cette manière, je pus donner à l'incision de la membrane une étendue assez considérable pour recevoir le doigt, et plus que suffisante pour admettre une des branches de la pince dont se compose mon entérotome, que j'y plaçai de la manière suivante :

La pince étant tenue entre les doigts de la main droite, de manière que son côté convexe regardait en haut et à droite, je la portai dans l'ouverture anale, en la dirigeant de manière que le bout de ses deux branches fut reçu dans l'un et l'autre bout d'intestin, dans lesquels je l'enfonçai en entier, c'est-à-dire jusqu'à la naissance de ses branches. Cette introduction, qui fut assez facile, nécessita que je donnasse plus d'écartement aux branches de la pince, à cause de l'épaisseur plus considérable des parois intestinales. En portant le doigt dans le bout inférieur et la sonde dans le bout supérieur de l'intestin, je reconnus que ces organes ne se touchaient que par leur extrémité, dans une très petite étendue ; je m'applaudis alors d'avoir fait faire une pince un peu plus forte que celle dont je m'étais servi dans la première observation. En effet, son usage ne devait pas ici se borner à contenir les lèvres de la plaie : il devait encore rapprocher les parois des deux bouts d'intestin qui s'unissaient à angle droit. Ce rapprochement était possible, ainsi que je m'en étais assuré avec les petits doigts de chaque main, que j'engageai à la fois dans la plaie, ou avec le doigt indicateur de la main droite porté dans le bout supérieur, et la sonde de femme portée dans le bout inférieur. Ces précautions ayant été prises, je plaçai la pince, en la faisant pénétrer dans

chacun des bouts de l'intestin, jusqu'à la naissance de ses branches; après cela, je rapprochai
celles-ci et je les vissai pour les fermer, et lorsque je me fus assuré par la vue et le toucher,
qu'elle embrassait et rapprochait exactement les
parois des deux bouts d'intestin, je pris la lame,
et la conduisant sur la branche supérieure, je
divisai sans peine cette double cloison membraneuse. Cette section achevée, je retirai la lame
et je m'occupai de fixer la pince ainsi qu'il suit :
Je passai deux bouts de bande autour du corps,
comme une ceinture, et après avoir recouvert la
plaie avec des plumasseaux de charpie enduits
de cérat et quelques compresses, je soutins le
tout avec les bandes ou les ceintures que j'avais
placées pour cet effet. Une de ces bandes fut
fendue dans l'étendue d'un pouce pour recevoir
le bout de la pince et l'empêcher de se retirer,
l'autre contenait simplement les pièces de l'appareil. Le malade continua la diète, qu'il observait
déjà depuis plus de deux jours. On lui donna
dans la journée quelques cuillers d'une potion cal-
mante; il en avait besoin, car il s'était beaucoup
agité et avait été très peu raisonnable. Opéré à
neuf heures du matin, le malade fut tranquille
pendant la journée; il demandait continuellement

à manger, on lui donna deux bouillons de riz. La première nuit se passa aussi très bien, sans fièvre, sans coliques et sans vomissemens; il avait dormi plus de quatre heures; le ventre n'était ni tendu, ni douloureux. Les matières fécales qui s'étaient écoulées très abondamment ayant mouillé l'appareil, je pansai de nouveau la plaie. Le lendemain, après avoir mangé une soupe à midi, l'enfant parut inquiet et eut des envies de vomir; son pouls était un peu fébrile. Au pansement du soir, le ventre, déjà un peu tendu et élevé, était sensible à la pression; je le fis couvrir d'un cataplasme arrosé avec de l'huile camphrée. La seconde nuit fut meilleure que je ne l'aurais pensé, car le malade reposa environ cinq heures en plusieurs reprises; il n'éprouva ni coliques, ni vomissemens; la fièvre était très légère. Le surlendemain, quarante-huit heures après l'opération, je retirai la pince, et ayant de nouveau pansé la plaie avec de la charpie enduite de cérat, je continuai aussi pendant quelques jours les cataplasmes émolliens et huilés sur le ventre, qui était encore un peu tendu et douloureux à la pression. L'intestin renversé s'enflamma vivement, et, malgré les pansemens et les applications émollientes dont on le recouvrait, ce ne fut que quinze jours après qu'il reprit son volume ordinaire.

La pince ayant été retirée, je m'opposai à l'écoulement des matières fécales par l'abdomen, en recouvrant l'ouverture anale avec des plumasseaux de charpie et des compresses assujetties par un bandage médiocrement serré. Le cours naturel des évacuations alvines fut rétabli, et dès ce moment, le malade alla à la selle une fois ou deux par jour. Aussitôt que l'intestin renversé eut été rendu à son état normal, je le relevai et peu-à-peu je le renversai en haut et en dedans, pour le ramener et l'appliquer sur l'ouverture anale, qu'il ferma si exactement, qu'elle ne laissait plus échapper de matières fécales. Dès que cet organe ne fut plus pendant sur les parois abdominales, il diminua considérablement de volume, et conserva sans peine la position renversée en haut que je lui avais fait prendre.

L'enfant était devenu très irascible, très capricieux, entêté, et si volontaire qu'il fallait lui céder en tout. On eut donc beaucoup de peine à le tenir à la soupe pendant les quinze premiers jours qui suivirent l'opération. Comme il avait encore deux ou trois selles en diarrhée par jour, ce ne fut qu'avec une grande circonspection que j'augmentai au bout de ce temps la quantité de ses alimens, que son appétit réclamait avec avidité. Alors les digestions étant bonnes, et la diarrhée n'augmentant pas, on ne surveilla plus son régime avec autant d'attention, et bientôt le petit malade reprit ses habitudes ordinaires. Au bout d'un mois, il eut une indigestion qui augmenta sa diarrhée, causa des coliques, et amena de la fièvre avec une irritation très prononcée dans tout le système muqueux abdominal; le ventre était sensible à la pression. Des quantités prodigieuses de vers lombrics sortirent par l'anus naturel et par l'anus artificiel; la fièvre devint très forte et prit bientôt le caractère adynamique, la diarrhée allait toujours en croissant. Dans cet état de choses, on ne pouvait que faiblement compter sur les remèdes pour combattre un cas pathologique si compliqué: l'enfant ne voulait ni boire, ni permettre qu'on lui donnât des lavemens. Je me bornai donc à faire sur l'abdomen des applications émollientes et des embrocations huileuses; l'eau froide servit de tisane; la fièvre diminua. L'indocilité de l'enfant augmenta; il ne voulut plus prendre ni bouillon de riz ni soupe maigre; il fallut lui donner des pommes de terre, des châtaignes et de la couenne de lard, alimens très indigestes et d'autant plus nuisibles que la diarrhée et la prostration allaient toujours croissant.

Deux mois s'écoulèrent, la fièvre parut cesser; la diarrhée continua toujours. Je n'avais à lui opposer qu'un peu de sirop diacode mis à l'insu du malade dans l'eau qui lui servait de boisson. La maigreur et la faiblesse étaient si grandes, que je n'osai pas tenter la dernière partie de mon opération. L'enfant fut renvoyé chez son père, qui vint le chercher et qui reçut toutes les instructions pour le soigner convenablement, ainsi que l'invitation de me le ramener au bout de deux ou trois mois, quand il serait bien rétabli. Il partit, et je reçus de lui d'assez bonnes nouvelles.

Il ne me restait désormais pour guérir radicalement l'enfant de son accident, qu'à remplir la troisième indication, c'est-à-dire à oblitérer solidement l'ouverture anale de l'abdomen. Ce point du traitement n'est pas le plus facile à exécuter; j'ai cependant deux manières d'opérer pour y parvenir : l'une consiste à fermer l'ouverture anale avec le corps de l'intestin renversé; l'autre, à la boucher avec un lambeau de peau rapporté.

La première de ces opérations me paraît la plus facile, la moins douloureuse, la plus prompte et la plus sûre. Pour la pratiquer, je me propose d'enlever la peau tout autour de l'ouverture anale dans l'étendue d'un pouce, puis d'enlever de la même manière une des membranes du corps de l'intestin renversé près de sa base, et de l'appliquer contre le ventre, pour le tenir dans cette position jusqu'à ce que les deux plaies qui se touchent aient contracté des adhérences.

Cette réunion ayant lieu, je dois retrancher de cet organe la portion excédante avec un bistouri; et pour détruire la cavité de l'intestin de cet organe, je dois y engager un bourdonnet de charpie imbibé dans la potasse liquide qui brûlera sa muqueuse. L'eschare étant une fois tombée, cette ouverture venant à se resserrer se cicatrisera très facilement, et la cure sera complète.

S'il arrivait que cette opération ne réussît pas selon mes désirs et comme je l'annonce, je n'aurai pas perdu mes droits pour pratiquer la seconde opération, c'est-à-dire celle du lambeau rapporté telle que je l'ai déjà pratiquée.

Je joindrai à mes observations l'observation très intéressante du malade qui fut opéré par Physick, de Philadelphie. On peut la considérer comme le point de départ des améliorations qui ont été faites dans le traitement des anus anormaux.

Un matelot suédois, âgé de dix-neuf ans, avait été reçu à l'hôpital de Pensylvanie, le 20 octobre 1808, pour une hernie congéniale offrant les symptômes de l'étranglement; après plusieurs tentatives de réduction infructueuses, l'opération du débridement fut faite. On trouva à l'ouverture du sac herniaire les intestins adhérens au testicule et à l'anneau. La portion d'intestin faisant hernie, paraissait appartenir à l'iléon, et offrait sur le côté une perforation qui livrait passage à des matières fécales, et qui paraissait être le résultat d'une ulcération. Après l'opération, l'abdomen resta très volumineux; les matières stercorales sortaient difficilement de la plaie; les vomissemens reparurent, et ne cessèrent qu'après qu'on eut donné au malade un lavement purgatif introduit par l'ouverture. On retrancha une portion de l'aponévrose tendineuse du muscle transverse et du collet du sac, afin de faciliter l'écoulement des matières.

Peu de temps après, ce malade fut confié aux soins du docteur Physick, qui retrancha au niveau de l'anneau la portion d'intestin faisant hernie, afin que les deux orifices de l'intestin ainsi béans, vinssent à se rétracter peu-à-peu dans l'abdomen. Cependant après quelque temps, cet espoir ne s'étant pas réalisé, il procéda d'une autre manière.

Après avoir plié en deux un rouleau de toile du volume du doigt indicateur, et l'avoir enduit de cire, il introduisit chacun de ses bouts dans une des ouvertures de l'intestin, et exerça une compression sur la partie moyenne de cette tente, qui correspondait au bord libre de la cloison résultant de l'adossement des deux portions de l'intestin. Il se proposait évidemment par ce moyen de changer la direction de ces deux canaux parallèles de manière à en former un canal continu; mais il fut bientôt obligé d'abandonner cette méthode par les violentes douleurs abdominales qui en résultèrent. Un examen attentif fit reconnaître que les deux bouts de l'intestin adhéraient entre eux dans une certaine étendue, à peu près à la manière des canons d'un fusil à deux coups.

M. Physick proposa de pratiquer une ouverture dans la cloison qui résultait de l'adossement des deux portions d'intestin; mais craignant de pénétrer dans la cavité du péritoine, si l'adhérence n'était pas complète dans le point sur lequel il se proposait d'agir, il s'assura en introduisant le pouce dans l'une des ouvertures, et l'indicateur dans l'autre, qu'il n'y avait entre eux que les parois de l'intestin. Il put alors sans danger passer une aiguille armée d'une ligature, d'une portion de l'intestin dans l'autre, en traversant la cloison à un pouce environ en dedans des deux ouvertures. La ligature fut alors arrêtée avec un nœud coulant.

Cette opération fut faite le 28 janvier 1809. La ligature fut seulement assez serrée pour assurer le contact des portions du péritoine comprises dans l'anse du fil. Si on la serrait davantage, elle occasionnait des douleurs abdominales si violentes, qu'on était aussitôt obligé de la relâcher. Néanmoins la ligature détruisit peu-à-peu par l'ulcération les parties qu'elle embrassait, se relâcha ainsi d'elle-même, et fut à plusieurs reprises serrée de nouveau. Au bout de trois semaines, jugeant que l'adhérence entre les deux feuillets du péritoine était suffisamment assurée, M. Physick coupa avec un bistouri les parties qui étaient alors embrassées par le nœud de la ligature, et il ne survint aucun symptôme fâcheux. Le 28 février, le malade éprouva un sentiment de gêne dans la partie inférieure de l'abdomen, et le 1.ᵉʳ mars, il retira du rectum, avec ses doigts, des fragmens de matières fécales desséchées.

Le 3 mars, un lavement avec une solution de sel commun, amena une selle naturelle. On obtint les mêmes résultats les jours suivans ; les évacuations par l'ouverture de l'aine devinrent alors peu considérables. On mit en usage des emplâtres agglutinatifs et des compresses, dans le double but d'empêcher la sortie des matières fécales par l'ouverture artificielle, et de favoriser l'adhésion de ses bords ; mais cette dernière tentative ne fut pas couronnée de succès.

Le 24 juin, on tenta la réunion par la suture entortillée. Les aiguilles furent laissées pendant trois jours ; l'adhésion eut lieu, mais l'endurcissement des parties sous-jacentes fit rouvrir la plaie. On appliqua ensuite sur l'ouverture une large pelote qui fut maintenue par un bandage. Les matières fécales ne sortirent plus alors par l'ouverture, et les évacuations par l'anus étaient régulières, excepté lorsqu'après un écart de régime, le malade étant pris de diarrhée, on voyait s'échapper entre la pelote et les bords une petite portion des matières les plus liquides.

M. Physick, non content de cet état de choses, fit plusieurs tentatives pour améliorer l'état du malade. Ainsi, après avoir pris avec du plâtre l'empreinte de la plaie, on la recouvrit d'une peau de daim, et l'on s'en servit au lieu de la pelote du bandage ordinaire ; mais aussitôt que le malade prenait une position différente de celle qu'il avait lorsqu'on avait opéré le moulage, les matières s'échappaient par l'ouverture. On substitua à ce moyen une compresse épaisse; mais ce fut encore sans succès, et l'on fut obligé de revenir à la première pelote garnie d'une compresse, ayant perdu l'espoir d'une occlusion complète de la plaie. Le malade sortit de l'hôpital le 10 novembre, plein de courage et de santé, et se livra avec succès à l'étude de l'art du graveur.

EXPÉRIENCES
SUR
DES ANIMAUX VIVANS.

APRÈS avoir répété sur les animaux les diverses méthodes curatives qui ont rapport au traitement des anus contre nature et des plaies des intestins, j'ai cherché à les appliquer chez l'homme à la guérison de toutes ces maladies, dont on ne trouve nulle part un plan de traitement rationel et uniforme.

Pour exposer avec plus de clarté et de précision ce que j'ai à dire sur leur traitement, je distinguerai les ouvertures accidentelles des intestins, en plaie et en anus contre nature proprement dits. Je comprends dans la série des plaies, non seulement celles qui sont faites par un instrument tranchant, mais encore les ouvertures de l'intestin qui succèdent à la gangrène; et je les divise les unes et les autres, en celles qui intéressent la totalité d'un intestin, et en celles qui se bornent à diviser une partie de son étendue. Ces dernières vont d'abord m'occuper.

Toutes les plaies des intestins produites par des instrumens tranchans, quand elles sont longitudinales ou obliques, et toutes celles qui sont transversales, quand elles n'ont pas ouvert la moitié de la circonférence du tube intestinal, peuvent être réunies par le procédé que j'ai employé pour Mizeri, et dont j'ai donné la description dans l'observation qui concerne ce jeune homme. J'ai constaté par plusieurs expériences sur les chiens la possibilité et l'efficacité de ce moyen de réunion, que je crois préférable aux diverses sutures conseillées jusqu'à ce jour. Ces expériences s'exécutent de la manière suivante :

Après avoir fait jeûner le chien trois à quatre jours, je lui ouvre le ventre au niveau du milieu du bord externe du muscle droit abdominal; et pour procéder avec toute la sûreté possible, je divise d'abord la peau et successivement les muscles obliques, et le péritoine, auquel je ne fais qu'une piqûre que j'étends ensuite en conduisant le bistouri sur une sonde cannelée. Les poils ont été rasés ou coupés aussi près qu'il est possible. Je donne à la plaie de l'abdomen toujours environ un pouce et demi d'étendue, et aussitôt que les cris ou les efforts que fait l'animal ont fait sortir une anse d'intestin, immédiatement après la réduction de l'épiploon, je fais placer le doigt d'un des assistans sur la plaie, afin d'empêcher que ces organes fassent davantage hernie. J'ouvre l'intestin, suivant sa longueur, dans l'étendue d'un pouce à un pouce et demi; les bords de la plaie se renversent aussitôt en dehors, de telle sorte qu'on n'aperçoit que la muqueuse intestinale : ce renversement est déterminé par la contraction des fibres circulaires et par l'élasticité de la membrane péritonéale. Cette disposition, qui s'observe dans toutes les blessures de l'intestin grêle, qu'elles soient longitudinales, obliques ou transversales, s'oppose à ce qu'on puisse rapprocher les bords de la plaie et que ceux-ci puissent se réunir immédiatement; en sorte que leur guérison ne s'opère que par les adhérences qu'ils contractent par leur côté péritonéal contre les parois internes de l'abdomen, ainsi que je le dirai bientôt.

La plaie de l'intestin étant faite, j'engage dans sa cavité la petite plaque de bois ovale, suspendue dans une anse de fil dont les deux bouts sont armés d'une aiguille ordinaire, avec l'attention de la faire pénétrer par son côté le moins large. Lorsqu'elle y est parvenue, je sépare les deux bouts de fil, et je dispose la plaque de manière que son plus grand diamètre réponde à celui de la plaie de l'intestin; saisissant ensuite une des aiguilles, je perce, de dedans en dehors dans le milieu et à deux lignes de leurs bords libres, les lèvres correspondantes de la plaie, et en la retirant j'entraîne le fil dont elle est traversée. Cela étant fait, je confie ce fil à un des assistans jusqu'à ce que j'aie percé de la même manière la lèvre opposée avec la seconde aiguille que porte l'autre bout de l'anse de fil, et que je l'aie retiré; alors saisissant les deux fils qui forment l'anse dans laquelle est suspendue la plaque de bois, et les tirant d'une main avec un peu de force, tandis qu'avec l'autre je retiens la plaque dans l'intestin, je force les lèvres de la plaie, non seulement à se rapprocher, mais encore à se chevaucher et à s'entrecroiser. J'enfile ensuite ces deux fils réunis dans une aiguille courbe que je porte dans le ventre, en l'appliquant sur la face palmaire du doigt indicateur de la main gauche, afin de ne pas blesser les intestins ou l'épiploon; puis je perce de dedans en dehors la lèvre interne de la plaie à un pouce de son bord libre, et lorsque la pointe paraît au dehors, je la retire, ainsi que les fils qu'elle entraîne avec elle. Il ne me reste plus qu'à repousser dans le ventre l'intestin réuni sur la plaque de bois; ainsi, je fais d'abord rentrer toute la portion d'intestin saine; puis, continuant à tirer le fil, je repousse celle où est la plaie, en la dirigeant de manière à faire pénétrer par la plaie la plaque, par pointe ou dans le sens de son plus petit diamètre, et enfin je l'accompagne jusque dans l'abdomen avec le doigt indicateur, qui me sert à m'assurer si la plaque a bien conservé la position qui lui convient. Le tout étant bien disposé, j'arrête les fils en les nouant sur un gros rouleau de charpie modérément serré. La réunion de la plaie du ventre se fait par des points de suture; je recouvre la solution de continuité avec des plumasseaux de charpie et des compresses, et je soutiens le tout avec une bande roulée autour du corps de l'animal.

Je ferai observer qu'il ne faut pas nouer trop fortement sur le rouleau de charpie les fils qui doivent réunir et appliquer les lèvres de l'intestin contre les parois abdominales, parce qu'on pourrait occasionner beaucoup de coliques et aux parois abdominales une inflammation qui pourrait

être suivie de gangrène, comme cela m'est arrivé sur un chien chez lequel j'avais arrêté avec
beaucoup de force les fils que j'avais noués sur un
morceau de bois, au lieu de le faire sur un rouleau de charpie. Il conviendra donc, non seulement de serrer modérément ces fils, mais encore
de les nouer sur un rouleau de charpie plutôt
que sur un morceau de bois, dont la présence
peut développer sur les tégumens une phlegmasie, toujours très disposée à s'établir autour des
lèvres de la plaie et de la piqûre qu'on a déter-
minées.

La petite plaque de bois doit toujours avoir
une étendue plus considérable que la plaie de
l'intestin; les fils qui la traversent et qui forment
l'anse dans laquelle elle est suspendue, étant
écartés de deux ou trois lignes, ne lui permettent
pas de se déplacer, c'est-à-dire, de pirouetter sur
elle-même, comme cela pourrait arriver, si elle
n'était suspendue que par un fil qui traverserait
successivement les deux lèvres de la blessure de
l'intestin, et les réunirait l'une sur l'autre.

J'abandonnai ensuite le chien sur son chenil
pendant deux fois vingt-quatre heures, et je ne
lui donnai que de l'eau bouillie avec du beurre;
au bout de ce temps, je coupai les fils noués sur

le rouleau de charpie, et aussitôt après, la plaque de bois, devenue libre, fut entraînée dans
l'intestin et rendue avec les matières par l'anus.

Le premier jour de l'opération, l'animal ne but
que le bouillon de la soupe ; le lendemain, il la
mangea tout entière et paraissait en désirer encore. Aussitôt que j'eus lâché la plaque de bois
qui opérait la réunion de la plaie intestinale, il
reprit tout son courage et de l'appétit, et bientôt
il commença à aboyer. Ce ne fut qu'au bout de
huit jours, que j'enlevai les points de suture qui
réunissaient la plaie du ventre, qui ne fut cicatrisée qu'alors.

Il est à remarquer que la plaie produite par
la piqûre de l'aiguille courbe a subsisté pendant
plus de quinze jours, pendant lesquels elle donnait issue à un peu de matière fécale. L'animal,
que je soumis ensuite à d'autres expériences ,
étant mort un mois et demi après son opération,
j'en fis l'ouverture ; les intestins n'étaient point
enflammés ; une anse de cet organe, qui correspondait à la plaie abdominale, y était encore adhérente.

La portion de cet organe où était la plaie,
adhérait aussi aux parois abdominales, et y était
attachée par une membrane plus forte et beau-

coup plus étendue qui embrassait son ouverture et formait une poche membraneuse allongée, que l'on distinguait parfaitement en tirant la portion d'intestin, comme pour l'isoler des parois abdominales.

Ayant ouvert l'intestin par le côté opposé à sa blessure, je découvris que les bords de la plaie, loin d'être cicatrisés, étaient au contraire très écartés, et que les membranes qui en partaient, d'abord éloignées, se rapprochaient au point de se toucher en s'insérant aux parois abdominales, et qu'elles formaient un canal triangulaire, dont la base correspondait à la cavité de l'intestin, et le sommet au péritoine.

La seconde expérience faite dans l'intention d'assurer encore la même méthode de réunion, pratiquée sur un chien très vigoureux que j'eus beaucoup de peine à opérer, ne réussit pas aussi complètement que la première, parce que la plaie de l'intestin fut réunie trop près de la plaie abdominale. Il y eut en effet un anus contre nature et un léger épanchement de fèces dans le ventre, près de la plaie que j'avais exactement réunie. Il y eut aussi beaucoup d'inflammation et même des points gangréneux, qui se détachèrent lorsque j'eus coupé les points de suture qui réunissaient la plaie de l'abdomen ; la moitié des matières fécales coulait par cette ouverture. Au bout de huit jours, lorsque les parties gangrénées furent séparées, j'ouvris l'animal.

Le doigt porté dans la plaie pénétrait dans la cavité de l'intestin.

Ayant détaché une grande étendue des parois de l'abdomen tout autour de la plaie et l'ayant renversée, j'aperçus d'abord beaucoup de rougeur dans les intestins adhérens entre eux et autour de la plaie des parois abdominales ; il s'écoula beaucoup de fluide séreux rousseâtre accumulé dans le ventre, mais au dessus de la plaie. L'anse de l'intestin sur laquelle avait porté l'opération, ouverte par derrière, me fit apercevoir qu'un des bords de la plaie tenait à une des lèvres de celle de l'abdomen, et que l'autre, fortement engorgé et dur, était collé à l'intestin voisin, et adhérent derrière la plaie du ventre dont il représentait le fond ; l'adhésion du premier avait lieu par une membrane distincte ; le second, au contraire, était simplement adhérent et comme collé avec l'intestin, dont on ne le distinguait que par le surcroît d'épaisseur qu'il présentait. Cette circonstance me fait présumer que les lèvres de la plaie de l'intestin, se rétractant de suite avec beaucoup de force, sont coupées par le fil de la ligature qui les réunit sur la plaque, à la pression de laquelle elles cherchent à se soustraire. En effet, le lendemain de l'opération, il y eut déjà un léger suintement par la plaie, dont les lèvres étaient très enflammées.

On voit, d'après ce que je viens de dire, que l'opération n'a pas eu de succès, parce que la réunion de l'intestin ayant eu lieu trop près de la plaie du ventre, il y a eu communication avec celle de l'intestin aussitôt que le bord de cette dernière, qui s'est retiré un peu, s'est échappé de dessous la plaque qui portait à faux ou ne reposait sur les parois abdominales que par la moitié de son étendue ; l'autre moitié correspondait à la plaie du ventre. D'après ce que j'ai observé dans cette expérience, on peut tirer les conséquences suivantes : 1.º que l'intestin que l'on réunit par cette méthode, doit être appliqué assez loin de la plaie du ventre, pour que les lèvres de celle de l'intestin soient appliquées exactement contre le péritoine dans toute l'étendue de la plaque de bois ; 2.º que la pression exercée par cette dernière sur l'intestin, excite en lui un mouvement de contraction tel que les lèvres de la plaie qui s'écartent sont déchirées par les fils de la ligature : il est donc à propos de serrer très peu les fils.

Des quatre dernières expériences que j'ai faites, trois ont réussi complètement et m'ont donné le même résultat que la première. Une d'elles, n'a pas eu de succès. J'avais serré et noué les fils sur une cheville de bois ; beaucoup d'inflammation survint ; le gonflement fut si considérable à la peau que la gangrène eut lieu, et qu'il se fit une large ouverture suivie d'un anus contre nature et de la mort de l'animal quatre jours après l'opération. Forcé de m'absenter, je confiai le soin de ce chien à un aide qui coupa la ligature le second jour, quelques heures même plutôt qu'à l'ordinaire. Il me raconta que l'animal avait souffert beaucoup et vomi plusieurs fois ; ce qui n'était pas arrivé dans mes autres expériences. J'ai vu la plaie le troisième jour ; le quatrième au soir, le chien étant mort, on le porta à la rivière encore pendant un voyage que j'avais été obligé de faire, en sorte que je n'ai pu en faire l'autopsie.

Je dois faire remarquer que les fèces ont suinté pendant plusieurs jours par la petite plaie des parois abdominales, faite avec l'aiguille courbe

pour passer le cordonnet de la ligature; mais peu-
à-peu cette petite plaie se rétrécissait et finissait
par se fermer. Il n'était cependant rien arrivé de
semblable à Mizéri.

Lorsque l'intestin n'est que piqué, ou que les
plaies de cet organe sont si étroites qu'elles sont
en quelque sorte obturées par la hernie de la muqueuse, on les abandonne à elles-mêmes; mais si
elles ont quatre à cinq lignes de diamètre, il convient de les réunir selon ma méthode, simplifiée
encore sous ce rapport qu'il suffit de suspendre la
très petite plaque avec un double fil qui la traverserait dans le milieu, d'abord armé d'une aiguille
simple pour percer successivement les deux lèvres
de la plaie de l'intestin, et ensuite d'une aiguille
courbe pour traverser les parois abdominales.

A l'occasion des plaies de l'abdomen par instrument tranchant, si l'on soupçonne la lésion d'un
intestin, je conseille dans tous les cas de s'en assurer en retirant du ventre ces organes pour pouvoir
y pratiquer les opérations convenables.

Après m'être assuré, par un grand nombre d'expériences sur les chiens, que la réunion des intestins entièrement divisés ne pouvait pas avoir lieu
par l'invagination du bout supérieur dans le bout
inférieur, soit qu'on fît cette opération simple-

ment, soit qu'on la pratiquât sur un cylindre quelconque, j'imaginai pour les réunir de rétablir latéralement la continuité du canal intestinal, de convertir leurs deux cavités en une seule, en fendant les parois intestinales avec le même instrument dont j'ai déjà donné la description, et avec lequel j'ai opéré les anus contre nature dont j'ai rapporté l'observation.

Les expériences nombreuses que j'ai faites sur les chiens pour constater l'efficacité de cette nouvelle opération, ont été pratiquées pour guérir des anus contre nature que je produisais à dessein et pour réunir instantanément les intestins entièrement divisés ou trop largement ouverts pour pouvoir être réunis par la méthode que je viens d'indiquer.

J'ai fait trois fois, toujours avec le même succès, l'expérience suivante :

Après avoir entièrement divisé un intestin grêle, je le retiens enfoncé dans le fond de la plaie du ventre pendant quatre à cinq jours, jusqu'à ce qu'il y ait contracté des adhérences. Je prends ensuite ma double pince, et après l'avoir enfoncée dans chaque bout de l'intestin jusqu'à la naissance de ses branches, je forme celles-ci avec les vis destinées à cet effet ; puis ayant placé la lame, je la fais glisser

sur la branche supérieure de la pince qui lui sert
de conducteur, dans l'espoir de diviser infaillible-
ment les parois membraneuses des deux bouts
d'intestins adhérentes ou simplement contiguës,
comme cela m'était arrivé dans les deux anus
contre nature que j'ai opérés, et dans une autre
expérience où je m'étais servi d'une pince beaucoup plus forte que celle que j'employais dans
cette occasion ; mais cela ne se passa pas ainsi,
car je ne pus diviser dans cette circonstance la
cloison membraneuse ; ce qui est très étonnant
et dont je me rendis cependant compte.

Lorsque j'eus placé la pince et que je l'eus fermée, je m'aperçus que les parties qu'elle embrassait avaient une épaisseur considérable, en ce
que ses branches laissaient entre elles un intervalle de plus de deux lignes. Ceci tenait à ce que
les parois des bouts de l'intestin étaient encore
enflammés et considérablement engorgés. Or, voici pourquoi je ne pus pas ici, avec le même instrument dont je m'étais déjà servi, opérer la division de la cloison membraneuse.

La lame, dont la pointe était plus rapprochée
de la paroi du bout supérieur de l'intestin, après
avoir coupé un demi-pouce de la cloison membraneuse, commença à ne plus diviser que la première

sur laquelle elle glissa bientôt sans la fendre, marchant entre elle et la branche supérieure de la pince qui était alors plus ouverte. Ayant retiré et repoussé plusieurs fois la lame sans pouvoir achever cette section, je retirai la pince; et, en réfléchissant sur la cause de cet inconvénient, je conçus l'idée d'y remédier en faisant subir à l'instrument la petite modification dont je vais parler, qui consiste à le disposer de manière que sa lame, réduite à un seul tranchant, coupe la cloison membraneuse de bas en haut, entre elle et la branche supérieure de la pince qui la conduit.

La pince, ai-je dit, longue d'environ six pouces, se compose de deux branches distinguées en supérieure et en inférieure, et offre un côté convexe et un côté concave; plus, deux bords latéraux et deux extrémités.

Le côté convexe correspond à la branche supérieure qui conduit la lame; le côté concave répond à la branche inférieure.

L'extrémité qui correspond au corps de la pince et à la portion recourbée de ses branches, jusqu'aux trous qui reçoivent les vis, longue d'environ deux pouces et demi, n'en représente en quelque sorte que le manche; l'extrémité opposée ou le bout de la double pince est arrondi et étroit ; ses bords n'offrent rien de particulier.

Des deux branches, la supérieure mérite seule d'être examinée.

1.° On remarque une échancrure étroite et profonde de trois à quatre lignes, sur le milieu du corps de la pince, faisant suite à l'espace que laissent entre elles les tiges de la branche supérieure... Elle reçoit le bord inférieur de la lame, à laquelle elle conserve toujours la même position, le même niveau et la même direction.

2.° Au dessus de cette échancrure, on remarque dans l'endroit où les tiges des branches de la double pince sont recourbées, que l'espace qu'elles laissent entre elles est dans cet endroit plus évasé. Ce plus grand évasement existe pour le placement de la lame.

3.° Quelques lignes plus haut, sur les côtés de chaque branche, à l'endroit où finit leur courbure, et en dehors, s'élèvent deux petits onglets, lesquels sont percés d'un trou pour recevoir la vis ; placés l'un au dessus de l'autre, ils se correspondent exactement. Les trous des onglets de la branche supérieure sont unis, un peu ovalés et beaucoup plus grands que ceux de la branche inférieure qui sont tarrodés pour recevoir les pas de la vis qui doit les rapprocher et fermer l'instrument.

4.º Les vis sont disposées de manière qu'on peut les tourner avec les doigts.

5.º On remarque que les bords correspondans des tiges de la branche supérieure sont amincis, et triangulaires, jusqu'à un pouce en deçà de l'extrémité arrondie qu'elles forment en se réunissant. Cette disposition permet que le clou échancré qui les embrasse soit un peu moins volumineux. Faisant alors moins de saillie, il glisse plus facilement entre les branches de l'instrument qu'il ne tient pas écartées, et ne s'oppose par conséquent pas à la pression uniforme qu'elles doivent exercer dans toute leur étendue sur les lèvres de la plaie de l'intestin.

6.º L'amincissement des bords correspondans de la branche supérieure ne cesse à un pouce avant d'arriver à l'extrémité de celle-ci, que pour servir de point d'arrêt à la lame qui, sans cela, pendant l'incision de la cloison membraneuse, irait trop près de la pointe de l'instrument contre laquelle elle s'émousserait.

La lame, qui a été plus ou moins modifiée avant d'être amenée à son degré de perfection, a d'abord eu la ressemblance d'une lance, c'est-à-dire que son extrémité tranchante coupait par les deux bords du triangle dont elle affectait la forme.

J'indiquerai, à l'occasion de mes expériences sur les animaux, les inconvéniens attachés à la forme de ce double tranchant et les raisons qui m'ont porté à lui en substituer un seul.

La lame à un seul tranchant ressemble presque à cet outil de cordonnier qu'on appelle tranchet; longue environ de six pouces et demi, elle présente deux faces latérales, deux extrémités et deux bords.

Les faces latérales de la lame n'offrent rien de remarquable, sinon un trou arrondi recevant un clou échancré qui la traverse; ce trou est situé à deux ou trois lignes du commencement du tranchant, et plus près d'une ligne et demie du bord supérieur que du bord inférieur de la lame. Ce dernier, plus long que le supérieur, est droit; il se termine d'un côté à la pointe du tranchant de la lame, en se réunissant du côté du manche avec le bord supérieur, qui est échancré depuis l'extrémité acérée; celle-ci a plus de largeur dans cet endroit que dans le reste de l'étendue de la lame.

L'extrémité qui correspond au tranchant de la lame coupée de haut en bas, et d'avant en arrière, offre un bord d'environ huit lignes de longueur; obliquement étendu depuis la fin du bord supérieur jusqu'à celle du bord inférieur de la lame, il regarde en haut et en arrière, et est d'autant plus acéré que celle-ci est plus mince.

D'après cette forme de la lame, on conçoit, 1.º que la cloison membraneuse doit être coupée de bas en haut ; 2.º que pour qu'elle soit divisée dans toute son étendue, il faut que le tranchant de la lame conserve toujours sa même position, c'est-à-dire que sa pointe s'aperçoive une ligne en dessous de la branche inférieure, lorsque la pince est fermée ou que ses branches sont rapprochées de manière à laisser entre elles un intervalle de deux lignes, intervalle que remplit la cloison membraneuse pendant l'opération.

Avec la précaution de donner à la lame une telle position, quelle conservera toujours en s'avançant jusqu'au bout des branches de la pince, on sera certain de diviser la cloison membraneuse, parce qu'il arrivera rarement que les parties pincées aient plus de deux ou trois lignes d'épaisseur.

Enfin, pour que cette section se fasse exactement au milieu de l'espace que laissent entre elles les tiges des deux doubles branches de la pince, ou pour que la lame n'incline ni à droite, ni à gauche, son bord inférieur est reçu dans une légère échancrure qu'on aperçoit au corps de l'instrument.

Le clou qui traverse la lame un peu en devant de son tranchant, ressort sur ses côtés à peu près de deux lignes ou tout au moins d'une ligne et demie.

Au moyen de cette modification, je parvins à terminer sans peine l'opération à laquelle j'avais renoncé trois jours auparavant. La division étant achevée, je retirai la lame, et fixai la pince dans l'immobilité, en la retenant par deux ou trois tours de bande autour du corps. L'animal, reporté sur son chenil, ne fut démuselé que momentanément pour lui permettre de boire pendant deux jours, après lesquels, lui ayant retiré la pince, je le laissai libre. Portant le doigt dans la nouvelle cavité intestinale, je reconnus que la cloison membraneuse avait été divisée dans l'étendue de plus de trois pouces. Alors, après avoir retranché un peu de l'extrémité des bouts de l'intestin et rafraîchi les bords de la plaie, je la fermai en pratiquant plusieurs points de suture très rapprochés. J'abandonnai le chien à lui-même, et ne lui fis aucun pansement pendant près de deux mois. Cependant il mangea bien et reprit des forces et de l'embonpoint, quoiqu'il eût conservé une petite fistule, qui ne l'aurait pas fait périr si je ne l'avais pas soumis à d'autres épreuves, auxquelles il succomba deux mois après cette première opération.

Autopsie.

Après avoir ouvert le ventre de manière à isoler, pour ainsi dire, le lambeau des parois abdominales qui comprenait la plaie, je pus voir avec facilité la disposition des parties.

La nouvelle portion d'intestin attachée à la plaie, était un peu plus volumineuse que le reste de cet organe, et formait une sorte de cône dont la base correspondait à l'angle de réunion des deux bouts d'intestin et le sommet à la plaie du ventre. Quand on tirait les deux bouts de l'intestin comme pour l'éloigner des parois abdominales, on distinguait la membrane qui les réunissait et qui formait de chaque côté un léger enfoncement qui semblait indiquer une ligne de démarcation entre le bout supérieur et le bout inférieur de l'intestin.

Après avoir incisé dans toute son étendue la nouvelle portion d'intestin par son côté supérieur, je remarquai que sa cavité était plus considérable dans son milieu et près de l'angle de la cloison membraneuse. A partir de cet angle et en avant, on remarquait de chaque côté le rebord saillant de la fin de sa division, qui diminuait et s'effaçait, pour ainsi dire, en se rapprochant des parois abdominales. Il est aussi à observer que les bords de la division des deux bouts de l'intestin n'étaient réunis qu'au moyen de la fausse membrane, et qu'ils n'étaient point immédiatement cicatrisés.

Les extrémités des bouts de l'intestin renfermées dans la plaie du ventre étaient froncées et resserrées au point de se toucher, mais elles n'étaient point cicatrisées. La plaie du ventre presque entièrement fermée, bouchait leur ouverture, et prévenait l'écoulement des fèces en les forçant à passer du bout supérieur dans l'inférieur.

Les deux autres expériences faites de la même manière ont eu le même succès, et m'ont offert à l'autopsie la même disposition.

Je ne crois pas, pour peu qu'on réfléchisse, qu'on puisse parvenir à réunir par la méthode de l'invagination les intestins entièrement divisés; cette opération nécessite en effet une connaissance précise du bout supérieur de l'intestin, de celui en un mot qui doit être engagé dans l'autre; et comme rien n'a pu jusqu'ici le faire distinguer, il serait étonnant qu'on s'occupât de la reproduire. J'ai pour m'en convaincre, fait plus de vingt fois cette opération sur les chiens, et toujours sans succès, cependant avec des modifications qui, en la simplifiant beaucoup, devaient la rendre bien capable de réussir. Je ne les rapporterai pas ici; car elles n'ont servi qu'à me confirmer l'impossibilité dans laquelle on est d'obtenir cette réunion que je recherchais avec beaucoup d'empressement.

La réunion des deux bouts de l'intestin l'un sur l'autre, par un plus ou moins grand nombre de points de suture, expose trop à l'épanchement pour qu'on puisse se permettre d'y recourir. Les huit expériences que j'ai faites pour l'obtenir en engageant simplement le bout supérieur dans l'inférieur, m'assurent suffisamment que cette réunion est impossible, et qu'elle est toujours suivie d'un épanchement de fèces dans le ventre autour des deux bouts d'intestin qui se retirent et s'éloignent de plus en plus. Aussi les expériences de MM. Travers, Smith et de sir Astley Cooper ne nous apprennent-elles rien de remarquable sur cette réunion.

Croira-t-on qu'il sera plus facile d'y parvenir, si comme M. Jobert, on introduit le bout supérieur dans l'inférieur renversé sur lui-même? Je le penserais, si l'on pouvait m'assurer que ces organes conserveront pendant le temps nécessaire à leur réunion la position qu'on leur donne; mais comme je suis presque convaincu, quoique je n'aie pas eu le temps de répéter cette expérience, que ces organes ne conservent pas ces rapports, j'ose avancer par anticipation qu'elles ne doivent pas réussir, si j'en juge par celles que j'ai faites à peu près de la même manière. Sans m'arrêter aux difficultés d'une semblable opération, en supposant même qu'elle puisse et doive toujours réussir, je dis qu'on ne doit pas encore la tenter, parce qu'on ne distingue pas lequel des intestins appartient à l'estomac.

Lorsque j'ai reconnu que les intestins entièrement divisés ne pouvaient se réunir par aucune des méthodes dont je viens de parler, j'ai cherché à obtenir cette réunion avec mon entérotome, qui opère ici de la même manière que dans les cas d'anus contre nature; et quoique je n'aie pas pratiqué cette opération chez l'homme, j'ai fait un assez grand nombre d'expériences sur les animaux pour croire à son efficacité et la proposer comme un vrai moyen de guérison.

Voici comment se pratiquent ces opérations:

Je retire du ventre d'un chien une anse d'intestin que je coupe en travers et que je repousse jusque dans le ventre pour l'attacher au fond de la plaie avec plusieurs points de suture. Cela fait, j'y introduis la double pince de mon entérotome jusqu'à la naissance de ses branches, qui portent chacune, dans ce dernier endroit, du côté de leur face interne, une petite pointe, espèce de dent très fine; elles sont destinées, en se rapprochant, à retenir entre les mors de la pince les intestins qui fuiraient devant la pointe de la lame quand on l'enfoncerait pour les diviser. Ces pointes, longues d'environ une ligne, sont à peu près inutiles dans les anus contre nature, parce que les bouts d'intestin ne peuvent pas être repoussés dans le ventre, puisqu'ils sont adhérens à la plaie de cette partie. Ces pointes ont en outre l'avantage de retenir la pince en position et d'empêcher qu'elle ne soit repoussée. Avec cette addition, l'instrument est le même que celui que j'ai décrit, et dont je me suis servi dans les expériences précédentes.

La pince une fois placée dans les bouts d'intestin, je la ferme avec ses vis, et j'engage la lame à un seul tranchant avec la main droite ; tandis que je tiens la pince dans l'immobilité avec la main gauche, je pousse la première qui coupe de bas en haut les parois contiguës des deux bouts d'intestin simplement adossés. La section étant opérée, je retire la lame et je panse la plaie avec de la charpie et des compresses, et je soutiens le tout avec une bande roulée autour du corps. (Je dois ici faire remarquer que la section des parois intestinales n'a pas été suivie d'hémorrhagie, et que je n'ai jamais aperçu cet accident dans aucune de mes expériences, quoique j'eusse indifféremment et quelquefois à dessein coupé les parois des intestins du côté de l'insertion du mésentère. Au bout de deux jours, pendant lesquels je ne démuselais le chien que pour le faire boire, j'ai retiré la pince, et j'ai abandonné l'animal à lui-même, après avoir réuni par la suture les bords de la plaie, que je ne pansais pas du tout.'

Dans toutes ces expériences, il est nécessaire de faire jeûner les chiens pendant trois ou quatre jours avant de les opérer, et de ne les démuseler que pour les faire boire ; car, autrement, ils enlèvent tout l'appareil et dérangent les instrumens. L'animal tué un mois après l'opération, j'ai trouvé l'intestin réuni sur lui-même plus volumineux que le reste de cet organe, mais à peu près égal dans toute son étendue, et présentant sur ces côtés les deux petites membranes qui les réunissaient.

Vu intérieurement, je n'ai exactement aperçu que ce que j'avais remarqué dans les autopsies des chiens que j'avais opérés pour des anus contre nature, c'est-à-dire l'angle de réunion des parois intestinales, et les deux bords saillans qui empié-taient, lesquels s'effaçaient aussi en se rappro-chant de la plaie de l'abdomen où les deux bouts d'intestin étaient très resserrés et froncés, sans que pour cela leur muqueuse qui se touchait fût cicatrisée. Une sonde introduite par cette ouver-ture ressortant en dehors, indiquait le trajet fis-tuleux. La peau des lèvres de la plaie, qui était encore dure et calleuse, s'étant réunie, obstruait l'ouverture des bouts d'intestin; car les fèces ne coulaient plus que par trois petites ouvertures, dont deux provenaient de la suture de la peau.

Les trois autres expériences que j'ai faites pour répéter la même opération m'ayant donné le même résultat, je m'abstiendrai de les décrire en parti-culier. Ici comme dans les anus contre nature, chaque fois que j'ai voulu, après l'opération, fer-mer et réunir les lèvres de la plaie du ventre, je me suis cru obligé de retrancher et d'enlever une partie des bouts de l'intestin renfermés dans la plaie, ou de détruire leur muqueuse avec un bour-donnet de charpie, trempé dans une dissolution caustique; leur présence est en effet la cause qui s'oppose le plus à la réunion de la plaie, et qui même empêche qu'elle n'ait lieu.

Chez l'homme, à la suite d'une semblable opération, on pourrait aider la réunion des lèvres de la plaie par la position forcée comme je l'ai fait chez Mizéri, ou bien encore boucher la plaie ou l'ouverture anale avec un lambeau de peau, comme je l'ai pratiqué chez le même individu.

MÉMOIRE

SUR

LES PLAIES PÉNÉTRANTES DE POITRINE.

Le sang que rend une plaie pénétrante de la poitrine peut venir de plusieurs sources : il peut être fourni par les vaisseaux sanguins des parois pectorales ; il peut provenir de la blessure des organes internes et des vaisseaux renfermés dans la poitrine.

La situation profonde et cachée des artères intercostales permet rarement au sang, quand elles sont ouvertes, de s'échapper par la plaie ; aussi le diagnostic de cet accident est-il toujours très difficile. Cependant, si la plaie est large et en ligne directe, l'issue à travers ses lèvres, d'un sang rouge et vermeil, ne permet pas de douter de l'ouverture de l'intercostale, qui est placée, comme on sait, le long du bord inférieur de la côte située au dessus de la solution de continuité. Mais quand la plaie est étroite, le sang que fournit l'artère intercostale blessée se porte de préférence dans la poitrine où il s'épanche.

Point encore de données positives pour constater, lorsqu'une plaie pénétrante de poitrine est compliquée d'hémorrhagie, que le sang s'échappe de l'artère intercostale; la carte roulée en forme de gouttière, qu'on a conseillé d'engager dans la plaie, n'est pas un moyen très bon de s'assurer de la blessure de ce vaisseau.

Celui que je propose pourra peut-être mieux remplir le but; c'est un tube droit, long de quatre à cinq pouces, ayant de deux à quatre lignes de diamètre, percé de deux ouvertures, dont l'une est directement placée à une de ses extrémités, tandis que l'autre est située sur les côtés de l'extrémité opposée, qui est mousse et terminée en olive. Cette dernière ouverture, de forme ovale, peut avoir sept à huit lignes de longueur sur environ trois ou quatre de largeur. L'extrémité obtuse est destinée à être portée dans la plaie; l'autre extrémité, qui a une ouverture en ligne directe, présente un petit rebord au dessus duquel s'attache une vessie. Un petit point blanc, placé sur le côté du tube qui répond à l'ouverture latérale, sert à le diriger dans la plaie. Ce tube, en métal ou en gomme élastique, est introduit par la plaie jusque dans la poitrine, et y est disposé de manière que son ouverture latérale réponde à peu près à l'ouverture de l'artère présumée divisée. Lorsqu'il est ainsi placé, on a la précaution d'appuyer un peu le corps du tube sur la partie inférieure de la plaie, du côté du sternum, pas trop cependant, pour que les bords de son ouverture ne cessent pas de correspondre à la lèvre voisine de l'endroit où aboutit le vaisseau ouvert, mais assez pour empêcher que cette ouverture ne se remplisse de chair, et que ses bords ne compriment pas l'artère intercostale au delà de son ouverture. Si l'ouverture de ce tube est placée de manière à correspondre directement à la partie de la plaie où se trouve le vaisseau divisé, et que ses bords soient exactement appliqués contre la plèvre du voisinage, le sang fourni par l'intercostale coulera par son canal d'une manière soutenue et égale, pendant l'inspiration comme pendant l'expiration, parce que l'air, retenu par la vessie, ne peut s'introduire dans la cavité thorachique. Je me suis servi plusieurs fois avec succès de cet instrument sur les animaux auxquels j'ouvrais la poitrine en ouvrant à dessein l'artère intercostale. Son application est d'autant plus sûre que la plaie est plus large et moins profonde ; c'est pourquoi il conviendra d'agrandir ces blessures quand il y aura hémorrhagie ou qu'il existera des symptômes d'épanchement.

Si l'on n'a présenté aucun moyen capable de faire connaître la lésion des artères intercostales, on a en revanche multiplié les procédés capables d'arrêter l'hémorrhagie quand elle dépend de cette cause. Je n'en ferai pas mention ici ; on sait qu'ils ont tous pour but de comprimer le vaisseau ouvert, et que, comme moyen compressif à corps irritans, ils sont douloureux et développent de l'inflammation dans la plaie. La ligature que je veux leur substituer n'a point ces inconvéniens ; elle se pratique par un procédé particulier. Le voici :

Je me sers d'une aiguille qu'on peut appeler aiguille à crochet, à raison de sa forme. Cet instrument ressemble en effet à un crochet, dont l'extrémité recourbée est l'aiguille elle-même ; longue d'environ un pouce et demi et articulée en formant un coude arrondi assez large, avec la portion plus longue qui constitue la tige de l'instrument, elle-même montée sur un manche marqué d'un point blanc du côté qui répond à la pointe de l'aiguille. Cette dernière, près de son extrémité, est aplatie d'avant en arrière, et percée en ce sens d'un trou ovale assez grand pour admettre un cordonnet ; sa pointe, qui se termine en forme de grain d'orge, est courte et peu aiguë.

Après avoir essayé sur le cadavre de faire avec cette aiguille la ligature de l'artère intercostale, je tardai peu à m'apercevoir qu'il était très difficile de retirer l'instrument de la poitrine, malgré la précaution de cacher sa pointe dans un canon de plume à écrire ou dans la canelure d'une sonde à panaris. Dès lors, j'imaginai de former cet instrument de deux pièces mobiles l'une sur l'autre, et disposées de manière à ce que la portion mobile, qui est l'aiguille, pût être fermée dans la poitrine avant de l'en retirer. Voilà pourquoi mon aiguille est articulée avec la tige dans le coude qui résulte de leur réunion ; une gaîne, qu'on peut à volonté élever et abaisser, embrasse étroitement la charnière et rend ces deux pièces parfaitement immobiles. Quand on retire la gaîne du côté du manche, la charnière se trouve libre et l'aiguille se ferme, c'est-à-dire que sa pointe vient s'appliquer contre la tige en la tirant dans ce sens avec les fils dont elle est enfilée. La distance qu'il y a entre la pointe et la tige de l'instrument est mesurée par trois ou quatre lignes ; le même espace existe entre ces deux parties jusqu'à l'endroit de leur réunion. Pour faire la ligature de ce vaisseau, ainsi que pour en faire la compression, il est toujours nécessaire d'agrandir la plaie si elle est étroite ; dans ce cas l'incision devra s'étendre de préférence du côté de l'angle vertébral de la plaie, pour mettre à découvert les muscles intercostaux de ce côté. Mais, supposons à la plaie une étendue suffisante, de quelle manière doit-on procéder à cette opération ?

Le malade étant couché sur le côté opposé à celui où est la blessure, le chirurgien prend de la main droite l'aiguille armée d'un cordonnet de fil ciré, long d'environ un pied et demi ; il l'enfonce dans la poitrine en la tenant de manière que sa pointe regarde toujours la colonne vertébrale. A mesure qu'on l'enfonce dans cette cavité, elle repousse le poumon et l'éloigne des côtes ; puis, quand elle y est engagée, on applique l'instrument contre l'angle vertébral de la plaie, sous le bord inférieur de la côte : là, on tourne un peu son manche, de manière que son point blanc, qui regarde un peu en haut et du côté de la colonne vertébrale, indique que la pointe de l'aiguille correspond à peu près au tiers inférieur de la face interne de la côte, deux ou trois lignes au dessus et en delà de l'ouverture de l'artère divisée. Alors on perce la plèvre en tirant l'aiguille directement en dehors, et quand sa pointe touche la côte, on abaisse son manche, comme pour l'appliquer contre la poitrine ; on la tire un peu obliquement en bas et en avant, jusqu'à ce que son extrémité soit arrivée au niveau du bord inférieur de la côte, moment où l'on relève l'instrument, et où on lui rend à peu près la même direction que celle qu'il avait quand on l'a introduit dans la poitrine ; puis on tire encore à soi, et l'on perce les muscles intercostaux. Aussitôt que l'aiguille est dégagée de ceux-ci, on saisit un des fils du cordonnet qu'on dédouble, et qu'on retire tout-à-fait pour le retenir en dehors, pendant qu'on repousse l'aiguille dans la poitrine, d'où on la retire ensuite de la manière suivante :

Après avoir fait remonter la gaîne qui réunit solidement les deux parties de l'instrument, l'aiguille devient libre ; alors, après avoir attaché le bout de fil introduit dans la plaie avec le manche de l'instrument, on retient un peu avec la main celui qui a traversé les muscles intercostaux, et on n'en laisse glisser dans la poitrine qu'autant

qu'il en faut pour qu'il se roule autour de la tige
et de l'aiguille qu'on fait tourner sur elle-même.
Lorsqu'on a fermé ainsi l'aiguille, on la retire de
la poitrine avec la même facilité qu'on l'y a fait
pénétrer. On termine ensuite l'opération en nouant
les fils qu'on retient dans la plaie.

Cette opération, quelque simple qu'elle parais-
se, mérite cependant, pour être faite avec dex-
térité, qu'on s'exerce beaucoup à la pratiquer sur
les cadavres; on ne peut la faire avec facilité
sur les chiens, à cause de leurs mouvemens continuels. Il importe surtout d'apprendre à diriger
l'aiguille de manière à ce que sa pointe n'abandonne pas la face interne de la côte, avant d'être
parvenue au niveau de son bord inférieur; sans
cette précaution, elle pourrait, après avoir traversé les muscles intercostaux internes, glisser
entre ceux-ci et les muscles intercostaux externes
et passer derrière l'artère. Pour que la pointe de
l'instrument puisse glisser avec facilité sur l'os, il
faut qu'elle soit un peu obtuse ou, au moins, assez peu aiguë pour ne point s'arrêter dans le tissu
de l'os, contre lequel, du reste, on doit l'appliquer avec précaution. Et comme il importe que
l'épaisseur des parties que doit embrasser le fil de
la ligature soit peu considérable, je conseille de

mettre à découvert les muscles intercostaux externes voisins de l'angle vertébral de la plaie, et de
bien prendre ses dimensions pour que la pointe
de l'instrument ne perce pas la plèvre sur le milieu de la face interne de la côte, ou même au
dessus, et ne déchire pas cette membrane dans
une aussi grande étendue. De quelque manière
qu'on s'y prenne, la ligature embrassera toujours
la plèvre, les muscles intercostaux, l'artère et le
nerf intercostal.

On peut aussi pratiquer avec la même aiguille la
ligature des artères mammaires internes ; alors
cette opération s'exécutera un peu différemment,
mais toujours d'une manière facile et que tout
le monde conçoit.

Avant de parler des moyens propres à arrêter
l'hémorrhagie, quand elle dépend de la lésion des
organes ou des vaisseaux renfermés dans la poitrine, il est essentiel de savoir ce que devient le
sang qui la constitue. Ce sang, tantôt s'échappe
librement au dehors avec plus ou moins de force
pendant l'expiration (c'est ce qu'on observe dans
les plaies pénétrantes étroites qui ne donnent pas
ou très peu accès à l'air extérieur dans la poitrine) ; et tantôt s'échappe en partie du thorax et s'é-
panche en partie dans cette cavité ; alors son ex-

pulsion n'a lieu que pendant l'inspiration, comme
on le voit dans les plaies pénétrantes qui ont beaucoup d'étendue. Un exemple de ce cas de chirurgie existait dans plusieurs mémoires, notamment
dans l'ouvrage de M. Larrey. D'autres fois l'hémorrhagie est si forte, qu'en quelques heures,
quelques minutes même, les malades périssent.
Une mort aussi prompte annonce l'ouverture du
cœur ou de ses gros vaisseaux, l'écoulement du
sang se fait continuellement et avec force pendant
l'inspiration comme pendant l'expiration. D'autres
fois enfin, le sang, au lieu de couler par la plaie
externe, s'épanche entièrement dans la cavité
thorachique.

D'après cela, on voit que le traitement de cette
hémorrhagie est susceptible d'autant de modifications qu'il y a de formes différentes sous lesquelles
elle peut se présenter.

Dans le premier cas, l'écoulement du sang est
avantageux, parce que, tant qu'il existe, il indique que la plaie du poumon et celle de la poitrine n'ont point perdu leur rapport, ou, ce qui
revient au même, qu'il n'y a point encore d'é-
panchement dans le thorax. L'hémorrhagie s'arrête alors ordinairement d'elle-même, et l'on ne
doit faire sur la plaie aucune application susceptible de s'opposer à la sortie du sang.

Dans le second cas, il est indispensable de réunir la plaie ; on le fait dans l'intention de prévenir l'entrée de l'air extérieur dans la poitrine. Le sang épanché, se coagulant et formant un tampon, peut, dit-on, comprimer assez les vaisseaux ouverts pour faire cesser l'hémorrhagie. L'air qui entre trop librement dans le thorax, peut lui seul provoquer une hémorrhagie, et l'entretenir lorsque la plaie pénétrante est compliquée d'une large blessure au poumon. On peut se convaincre de cette vérité, en lisant les trois observations de M. Larrey, consignées dans le dictionnaire des Sciences médicales. En effet, l'hémorrhagie, qui était très forte chez ces trois blessés, avant la réunion de leur plaie, cessa comme par enchantement aussitôt qu'elles furent réunies. La meilleure preuve de l'excellence de cette réunion, c'est le prompt rétablissement des malades ; aucun d'eux n'eut un épanchement dans la poitrine. Si l'hémorrhagie n'a pas continué après la réunion des plaies chez ces trois blessés ; si, chez eux, il n'y a pas eu épanchement, c'est à l'oblitération de la poitrine ouverte qu'il faut l'attribuer. La sortie du sang par la plaie, uniquement pendant l'inspiration, est un phénomène qui concourt à démontrer la nécessité de réunir par première intention les plaies pénétrantes de poitrine. Comment, dans ce cas, expliquer l'issue du sang au dehors autrement que par le jeu des poumons qui, se développant brusquement pendant l'inspiration, expulsent dans le thorax le sang qui les pénètre, compriment et chassent au dehors le sang déjà épanché? Les blessés font pour respirer, dans ce cas, des efforts d'autant plus considérables que leur respiration est elle-même plus difficile; c'est précisément à ce mouvement brusque d'inspiration qu'est due en partie l'expulsion du sang par la plaie.

Lorsque l'énorme quantité de sang qui jaillit sans relâche de la poitrine, fait craindre la lésion du cœur ou de ses principaux vaisseaux, que la plaie soit large ou étroite, il convient encore, selon moi, de la réunir par première intention; le sang épanché dans la poitrine se coagulant et comprimant les vaisseaux ouverts, peut retarder de quelques heures et quelquefois de quelques jours la perte des blessés.

S'il n'y a point eu d'écoulement de sang au dehors, si l'hémorrhagie a été exclusivement interne, il existe ce qu'on appelle un épanchement. Cet accident complique surtout les plaies pénétrantes de poitrine, étroites, profondes et obliques. Les symptômes qui l'annoncent sont ceux des hémorrhagies internes, la petitesse, la concentration, la fréquence et l'irrégularité du pouls, le refroidissement des membres, la pâleur du visage, le claquement des dents, une sueur froide, etc.

J'indiquerai, avant de parler du traitement de l'hémorrhagie qui provient de la lésion des organes internes, la manière dont l'épanchement se forme et l'époque à laquelle il convient de donner issue au sang épanché.

Au premier abord, on serait tenté de croire que le sang qui est versé ou qui s'amasse dans la poitrine, doit tomber dans la partie la plus déclive de cette cavité et s'y accumuler insensiblement, en glissant entre la surface pulmonaire et la plèvre costale ; mais cela ne se passe pas de la sorte, comme on va le voir.

La contiguïté du poumon avec la plèvre costale est telle que, quand la plaie de la poitrine, sans être trop étroite, ne permet pas l'entrée de l'air dans cette cavité, le sang que fournit la blessure du poumon s'échappe par la plaie de la poitrine, parce que ces deux solutions de continuité conservent leur rapport et ne font qu'une ; c'est pourquoi j'ai dit (et je le répète) que l'écoulement du sang dans ces cas, loin d'être considéré comme un accident, est, au contraire, une circonstance favorable, puisqu'elle donne la certitude que la plaie du poumon n'a pas cessé de correspondre avec celle de la poitrine, et qu'il ne s'est point fait d'épanchement sanguin dans la cavité du thorax.

Cette contiguïté du poumon et de la plaie est si grande que, bien que l'étendue de la plaie permette facilement l'entrée de l'air extérieur dans la poitrine, et que le sang y soit versé abondamment, le poumon conserve encore ses rapports avec son enveloppe séreuse par tous les points de sa surface, excepté au lieu de sa blessure; car il est là refoulé et affaissé dans une étendue variable, selon la quantité de sang épanché et le volume de la colonne d'air qui se précipite dans la poitrine. C'est cette heureuse disposition qui fait que les épanchemens sont ordinairement circonscrits autour de la blessure.

On peut acquérir la preuve de la force de contiguïté des poumons, en répétant les expériences suivantes que j'ai faites plusieurs fois.

Faites une ouverture à la poitrine d'un chien, et placez à demeure dans cette ouverture une canule assez forte sur laquelle vous réunirez la plaie par première intention, l'air aura un libre accès dans la cavité thorachique. Pratiquez une seconde plaie pénétrante à quelques pouces de la première ouverture, introduisez votre doigt dans le thorax, et explorez le poumon, vous reconnaîtrez qu'il ne cesse pas un instant d'être contigu dans cet endroit aux côtes, quoiqu'il soit affaissé autour de la canule par la colonne d'air qui se précipite dans la poitrine.

La seconde expérience n'est pas moins probante. J'ai injecté depuis huit onces jusqu'à une livre de sang liquide dans la poitrine d'un chien, et j'ai réuni la plaie par des points de suture recouverts avec des emplâtres agglutinatifs. Je laissai vivre l'animal huit jours, et ensuite j'ouvris sa poitrine avec précaution. Le sang était ramassé autour et au niveau de la plaie par laquelle il avait été injecté. Il n'avait pas été absorbé, parce que j'y avais dé-layé un peu de farine fine. Le poumon avait con-tracté des adhérences avec la plèvre costale tout autour du liquide épanché, ainsi circonscrit et cer-né d'une manière invariable. Ces expériences ré-pétées plusieurs fois, m'ont toujours donné le même résultat. Elles ont été faites, à la vérité, avec beaucoup de soins et de précautions pour que rien ne s'opposât à leur réussite. Je prati-

quai l'incision de la plèvre et des muscles intercostaux avec un bistouri à ressort pour éviter de blesser le poumon. La plus petite piqûre peut fournir une grande quantité d'air, qui, retenu dans
la poitrine, pourrait dans cette occasion refou-
ler le poumon et permettre au liquide injecté,
dont la pesanteur spécifique est plus grande que
celle de ce fluide, de se porter dans la partie la
plus déclive de la cavité accidentellement formée.
Ce bistouri à ressort ne diffère des bistouris ordinaires, qu'en ce qu'il porte sur le dos de sa lame
une petite tige d'acier, dont l'extrémité, qui dépasse de deux lignes sa pointe, est boutonnée,
tandis que l'autre extrémité est attachée à son ta-
lon par un petit ressort caché dans une gaîne. C'est
ce petit ressort qui fait mouvoir la tige boutonnée
et qui la pousse dans la poitrine à l'instant même
qu'on achève la division de la plèvre, afin d'éloigner le poumon de la pointe de la lame. Je n'ai
jamais blessé les poumons lorsque j'ouvrais la
poitrine des chiens avec cet instrument, quand
même je ne prenais pas beaucoup de précaution
pour l'éviter. J'ai pu m'assurer que je ne blessais
pas ces organes en les enlevant avec précaution
pour les insuffler et les distendre dans l'eau.
Comme il n'y avait point de blessure, il ne s'é-

chappait point d'air à la surface de ce liquide.
Le poumon opposé, présentait autant de petites
plaies qui fournissaient de l'air, que d'ouvertures
pratiquées à la cavité pectorale. On prévient l'entrée de l'air extérieur dans la poitrine pendant
qu'on fait l'incision de la plèvre, en rapprochant
sur la lame de l'instrument avec les doigts de la
main gauche les lèvres de la plaie qu'on réunit, et
qu'on suture ensuite après avoir retiré le bistouri.
Je propose donc cet instrument pour achever l'ouverture de la poitrine dans les cas où, en pratiquant cette opération, il n'y eût point d'épanchement, parce qu'on n'est point exposé à blesser le
poumon.

Mais l'épanchement est-il toujours circonscrit autour de la plaie? Quand celle du poumon
est très étendue, qu'elle fournit en grande abondance du sang et surtout de l'air, cet organe se
trouve comprimé en tout sens, affaissé et relé-
gué sur les côtés de la colonne vertébrale ; alors
nécessairement le sang, qui est plus pesant que
l'air, se précipite dans la partie inférieure de la
poitrine. D'autres fois, quand le poumon n'est pas
même généralement affaissé, qu'il n'est que comprimé dans une très grande étendue, le sang peut
aussi se précipiter dans la partie la plus déclive

de la cavité accidentellement formée entre le poumon et les côtes.

Les choses étant ainsi, je suppose qu'on ne se décide que tardivement à donner issue aux fluides épanchés; qu'arrive-t-il? ou l'air épanché s'échappe par la plaie extérieure, ou il s'insinue dans les cellules du tissu cellulaire et constitue l'emphysème; ou bien il est absorbé par les surfaces séreuses. D'une manière ou d'autre, il est plus promptement absorbé que le sang, qui, dans le premier cas, reste épanché sur le diaphragme; et, dans le second, dans un endroit plus ou moins éloigné de la plaie de la poitrine, et différent selon la position qu'aura gardé le malade.

D'après ce que je viens de dire, on voit que si l'air en refoulant le poumon, ne forçait pas le sang à se porter à la partie inférieure de la poitrine ou de la cavité accidentellement formée entre le poumon et les côtes, l'épanchement serait toujours circonscrit autour de la plaie. Jugez alors combien on doit s'empresser de prévenir l'accumulation de l'air dans la poitrine, en lui donnant promptement issue. L'issue libre au dehors du sang perpétue l'hémorrhagie; ce fait constaté, on a défendu de faire sortir de la poitrine celui qui s'y est épanché avant que l'hémorrhagie ne se soit arrêtée; on a recommandé de s'opposer à son issue au dehors en fermant la plaie, et de le retenir dans la poitrine, où son existence, comme moyen de compression, peut devenir utile.

Mais j'ai déjà prouvé que cette pratique avait moins pour but en déterminant la cessation de l'hémorrhagie, d'arrêter cet accident par la résistance du sang épanché, que par la soustraction de l'air qui entrait trop librement dans la poitrine; en conséquence, je conseille de donner issue aux fluides épanchés, ainsi que le faisaient nos anciens dès les premiers momens de l'accident, mais en se servant d'un procédé particulier que je vais exposer.

La divergence d'opinion des chirurgiens sur le traitement des plaies pénétrantes compliquées d'hémorrhagie et d'épanchement, est expliquée par la difficulté de donner issue aux fluides épanchés, et en même temps de prévenir l'accès de l'air extérieur dans la poitrine. Les auteurs ont alternativement prôné et condamné la réunion de ces solutions de continuité par première intention.

La rétention du sang fluide dans la poitrine peut être suivie des plus graves accidens et avoir des conséquences funestes, on ne peut en douter;

mais le danger de l'introduction de l'air dans la cavité thorachique n'est certainement pas moindre et est souvent plus grand : le sang épanché est presque toujours absorbé, surtout s'il est en petite quantité.

J'aurais fixé peut-être le véritable mode de traitement des plaies pénétrantes de poitrine compliquées d'hémorrhagie et d'épanchement de sang, si j'avais réussi à adopter un moyen très simple pour extraire le liquide épanché, et en même temps pour m'opposer à l'entrée de l'air extérieur dans le thorax.

L'instrument dont je me sers pour remplir cette double indication, est une canule à vessie ou à soupape, qui n'est autre chose qu'un petit tube garni d'une portion de vessie. Le volume ou l'étendue du tube peut varier selon les dimensions de la plaie; sa grosseur est, terme moyen, celle d'une sonde d'un petit volume. Une de ses extrémités présente une ouverture directe un peu évasée; elle est surmontée par un petit rebord qui sert à retenir la vessie qu'on y attache; l'autre extrémité, qui pourrait aussi avoir une ouverture directe, est arrondie et présente comme une sonde deux ouvertures latérales. La moitié du corps du tube est garnie de vis, pour attacher plus solidement l'emplâtre agglutinatif qui doit à son tour servir à fixer cet instrument dans la plaie de la poitrine. La partie membraneuse de la canule à vessie est formée par une vessie de veau dont on a coupé les deux extrémités, à l'une desquelles on adapte la canule, tandis que l'autre reste libre ; elle doit toujours être mouillée, c'est-à-dire flasque, molle, pour que ses parois, en s'affaissant, puissent se coller et ne laisser entre elles aucun vide. On peut, jusqu'à un certain point, simuler ce qui se passe, lorsque la canule est placée dans la plaie de la poitrine, et prendre d'avance l'idée de l'usage de ce moyen en chassant à travers ce tube de l'eau et de l'air qu'on a dans la bouche. Ces fluides s'échappent très facilement ; mais si l'on veut les retirer par l'aspiration, on voit la vessie s'affaisser près de la canule, dont elle ferme aussitôt l'ouverture. Le même phénomène s'observe exactement lorsqu'elle est placée dans la plaie de la poitrine : en effet, les fluides épanchés coulent librement, ou bien ils sont chassés pendant l'expiration, tandis que pendant l'inspiration, ils ne peuvent pas pénétrer dans le thorax.

Après avoir attaché la vessie à la canule, on adapte à celle-ci un emplâtre agglutinatif formé

par la réunion de plusieurs morceaux de diapalme, dans le milieu duquel on fait un petit trou
pour y engager et visser ce tube qui se trouve
ainsi étroitement embrassé; de telle sorte que les
trois pièces ne forment plus qu'un seul corps.
L'emplâtre, qu'on peut changer à volonté, sert à
la fois, et à fixer la canule, et à réunir sur elle
les lèvres de la plaie, de manière à ce que l'air
extérieur ne puisse pas s'introduire dans la poitrine.

Je n'ai pu apprécier les avantages de cet instrument qu'après avoir eu l'occasion de m'en servir pour vider un dépôt dans la poitrine, cas pathologique dont je parlerai bientôt.

Je simplifiai plus tard mon procédé; car, pour
le dire en passant, avant cette occasion, je l'a-
vais présenté sous une forme si compliquée qu'il
était difficile de le concevoir et de supposer qu'on
pût le mettre en usage ; mais une grande simplicité le caractérise aujourd'hui.

Disposée comme je l'ai dit, la canule est portée à travers la plaie jusque dans la poitrine. Il
convient qu'elle soit étroitement embrassée par
la plaie qu'on réunit sur elle, afin que l'air ne
puisse pas pénétrer dans cette cavité par sa surface externe. Cette précaution est surtout indis-

pensable quand la solution de continuité a beaucoup d'étendue ; si la plaie est très étroite, il sera à propos de l'agrandir pour faciliter l'introduction de l'instrument. On ne devra enfoncer la canule dans la plaie, qu'autant qu'il en faudra pour tenir celle-ci ouverte ; on pourrait, en portant l'instrument trop profondément dans le thorax, irriter le poumon et retarder son adhérence avec la plèvre costale, en le tenant trop éloigné de la plaie extérieure. En général, les fluides épanchés pourraient couler librement ; néanmoins, si leur écoulement était rendu difficile par quelques caillots de sang, on pourrait le faciliter par des injections d'eau tiède, ou les retirer avec la seringue qui a servi à faire ces injections, ou avec la bouche par le moyen de la succion.

Doit-on laisser la canule à soupape à demeure dans la plaie, et attendre pour la retirer qu'il ne s'écoule plus de sang et que l'hémorrhagie soit arrêtée ? ou bien ne doit-on la placer que momentanément dans la plaie, et la retirer pour la replacer ensuite plusieurs fois par jour ? Je crois qu'on peut, sans danger pour le malade et même sans inconvénient, la laisser séjourner plusieurs jours dans la plaie, et tout le temps nécessaire pour retirer le sang épanché.

On aura toujours la précaution, lorsqu'on voudra retirer ce tube de la plaie, comme quand on pansera celle-ci, pour prévenir l'entrée de l'air extérieur dans la poitrine, de placer les doigts d'une main au dessus et au dessous, et de presser ainsi sur ses côtés pour en réunir les bords; pendant que de l'autre main on enlèvera l'emplâtre qui la recouvre, et qu'on en remettra un autre. Ces précautions sont d'autant plus nécessaires que la plaie ou l'ouverture de la poitrine a plus d'étendue.

Si l'on craignait que le séjour de cet instrument ne déterminât des accidens inflammatoires, on pourrait se borner à placer le tube dans la plaie deux ou trois fois par jour, plus ou moins, selon la nécessité, et à laisser dans l'ouverture, pendant l'intervalle des pansemens, une mèche de linge effilée pour empêcher son entière cicatrisation. Soit qu'on laisse séjourner la canule dans la plaie, soit qu'on la réunisse avec la précaution indiquée, si la quantité de sang déjà perdue est trop considérable, on peut s'opposer à l'issue de ce fluide, et n'en laisser couler qu'autant qu'il en faudra pour soulager les malades menacés de suffocation.

Non seulement ce moyen est utile pour évacuer les fluides épanchés , mais il est encore le plus sûr procédé pour faire reconnaître l'épanchement, lorsqu'il existe ; aussi devra-t-on s'en servir dans tous les cas de plaies pénétrantes , lorsque les plus légers symptômes de cet accident se feront remarquer.

Je pense aussi qu'on se décidera , plus facilement qu'autrefois , à entreprendre l'opération de l'empyème, quelle que soit la nature de l'épanchement , parce qu'on n'aura pas à redouter , dans la poitrine , la présence de l'air qui venait toujours détruire les bons et heureux effets qu'on avait droit d'attendre d'une si belle opération.

On pourra également munir d'une vessie les trois quarts avec lesquels on voudra faire la ponction , lors d'hydropisies ascites ou enkistées , ou lorsqu'on voudra ouvrir des dépôts froids dans lesquels il importe de ne pas laisser entrer l'air.

Après avoir parlé de l'hémorrhagie et de l'épanchement de sang dans la poitrine , et indiqué les moyens de reconnaître et de combattre ces accidens, je dois m'occuper d'une autre complication non moins grave, non moins fréquente : la présence de l'air dans la poitrine.

Elle est en effet un des plus dangereux accidens qui peuvent se présenter à la suite des plaies pénétrantes. L'air s'introduit dans le thorax de plusieurs manières : c'est quelquefois par la plaie extérieure ; mais, dans certains cas, celle-ci est si étroite qu'elle s'oppose à son introduction ; alors l'air atmosphérique est versé dans la poitrine, par la plaie du poumon, dont les cellules aériennes ont été ouvertes. Il résulte de là que ce cas pathologique peut se présenter sous deux états différens : dans le premier, l'air entre et sort alternativement par la plaie de la poitrine, pendant chacun des mouvemens d'inspiration et d'expiration ; dans le second, l'air qui est fourni par la plaie du poumon, retenu dans la poitrine, s'y épanche et s'y accumule. Enfin, l'air, soit qu'il soit retenu dans la poitrine, soit qu'il y pénètre et en sorte librement, peut s'infiltrer dans le tissu cellulaire des lèvres de la plaie, et déterminer l'emphysème, troisième mode de complication très digne d'étude.

Lorsque la plaie des parois pectorales a beaucoup d'étendue, l'air extérieur qui entre et sort alternativement de la poitrine avec beaucoup de facilité, occasionne toujours un trouble, une gêne plus ou moins grande dans la respiration. L'oppression est en effet portée jusqu'à l'imminence de la suffocation. Si les poumons sont blessés, en même temps, dans la proportion de l'étendue de la plaie extérieure, rapport qui existe en général, jusqu'à un certain point, l'hémorrhagie par celle-ci, qui est très forte, n'est entretenue, dans ces cas, que par l'entrée trop libre de l'air dans la poitrine, ainsi que je l'ai déjà dit. On fera donc cesser ces accidens en réunissant de suite ces solutions de continuité, non pas simplement, comme on l'a fait jusqu'à présent, mais sur une canule à soupape, ou de manière à empêcher son entière cicatrisation, sur une mèche de linge effilée qu'on retire à chaque pansement.

Les plaies des poumons, grandes ou petites, fournissent toutes une plus ou moins grande quantité d'air pendant le premier, second, troisième et quatrième jour, non point tant qu'elles ne sont pas cicatrisées, mais jusqu'à ce que l'inflammation et l'engorgement se soient emparés de leur bord, de manière à obstruer les ouvertures des conduits bronchiques et des cellules aériennes qui donnent passage à l'air. On sait, en effet, par les autopsies et les expériences, que non seulement les bords de la plaie sont gorgés par les fluides que l'irritation y a fait affluer, mais encore qu'ils sont tuméfiés par le sang extravasé dans les mailles du tissu parenchymateux. Quoiqu'il soit bien difficile de savoir combien de temps une plaie du poumon met à se cicatriser, et peut verser de l'air dans la poitrine, je crois qu'on peut cependant l'évaluer jusqu'à un certain point, ainsi que je l'ai fait plusieurs fois par les expériences suivantes : J'ai ouvert la poitrine d'un chien, et j'ai blessé le poumon en quatre endroits différens ; puis j'ai aussitôt réuni les plaies par des points de suture... Le lendemain, j'ai fait la même opération sur le côté opposé de la poitrine, c'est-à-dire, j'ai encore blessé le poumon en quatre endroits différens, et j'ai également réuni de suite les plaies. Deux jours après la seconde opération, et trois jours après la première, j'ai tué et ouvert l'animal, avec la précaution de ne pas blesser les poumons, que j'ai retirés de la poitrine pour les souffler et les distendre dans l'eau. Les blessures des poumons que j'avais faites depuis deux jours n'étaient point cicatrisées, et laissaient toutes échapper de l'air qui bouillonnait à la surface de l'eau où cet organe était tenu enfoncé pendant son insufflation. Le poumon, blessé aussi en quatre endroits depuis trois jours, donnait encore de l'air par deux de ses blessures.

Un autre chien, opéré de la même manière, ne fut tué et ouvert que le cinquième jour de l'opération. Les quatre blessures du poumon que j'avais faites depuis cinq jours, étaient toutes cicatrisées, et il n'en sortait point d'air. Des quatre blessures du poumon opposé, faites seulement depuis quatre jours, l'une, qui était très étendue, n'était point encore cicatrisée et donnait de l'air. J'ai répété plusieurs fois ces expériences, et elles m'ont toujours offert à peu près le même résultat. J'ajouterai que j'ai constamment trouvé de l'air plus ou moins infect, retenu dans la poitrine des animaux soumis à mes expériences, quoiqu'ils eussent été opérés cinq, six, sept et huit jours avant d'en faire l'autopsie; j'ai plus rarement trouvé de la sanie putride, du sang décomposé.

L'air retenu et accumulé dans la poitrine constitue un épanchement qu'on nomme pneumothorax traumatique, souvent accompagné d'emphysème, cas pathologique dont on a des exemples dans les observations de Littre et de Méry, etc., etc. Les symptômes qui annoncent cet accident sont en général rapides et effrayans. Le jeu du poumon du côté affecté est difficile ou même impossible; le décubitus ne peut se faire que sur le côté; la poitrine est dilatée inégale-

ment ; la face est pâle ; il y a des menaces de
suffocation, et quelquefois, après quelques heures
d'angoisses, la mort survient. Il n'y a pas de
doute alors que la meilleure manière de faire
cesser tous ces accidens, ne soit d'ouvrir aussitôt
la poitrine par l'opération de l'empyème , en
agrandissant la plaie existante par une incision
étendue assez profondément , pour intéresser
toute l'épaisseur de la paroi thorachique , jus-
ques et compris la plèvre, mais avec la précaution d'employer ensuite la canule à soupape , qui
en même temps qu'elle donnera issue à l'air
épanché, préviendra encore l'emphysème. C'est
cette incision qui sauva les malades affectés d'em-
physèmes, confiés aux soins de Hunter et de Sabatier ; tandis que ceux de Littre et de Méry
auxquels on n'en pratiqua pas, moururent suf-
foqués. On ne doit pas se borner à faire de simples scarifications , car on sait que des malades
n'ont pas été sauvés par elles.

Le précepte d'agrandir les plaies pénétrantes
dans les cas ci-dessus énoncés , n'est point adopté
d'une manière générale ; c'est ainsi que Jonh
Bell, qui a trouvé un grand nombre de partisans,
propose une marche entièrement opposée. Ce
chirurgien anglais s'étant fait une fausse idée de

la situation des poumons, quand ils sont blessés, prétend qu'au moment même où ces organes sont divisés, ils tombent dans un état de collapsus qu'ils conservent jusqu'à ce que leur blessure soit guérie ; que pendant tout ce temps ils deviennent impropres à la respiration, et que leurs fonctions sont suspendues. Il assure que dès le moment de leur blessure ils se rapprochent de la colonne vertébrale, et restent dans cet état d'affaissement, parce qu'ils ne peuvent pas plus se distendre qu'une vessie déchirée. Cet état du poumon qu'on ne peut point empêcher et qui dure inévitablement plusieurs jours, quoiqu'il soit un malheur, est considéré par John Bell comme très avantageux sous ce rapport, que non seulement il devient un moyen précieux de guérison de la plaie de cet organe, mais encore parce qu'il prévient l'hémorrhagie et l'épanchement du sang dans la poitrine. Ce collapsus est augmenté, dit-il, par la compression exercée par le sang et par l'air épanché. Il avoue que la plaie du poumon ne peut point se cicatriser si cet organe conserve ses mouvemens, parce qu'alors l'air passant continuellement par la blessure, et la blessure elle-même se dilatant et se contractant sans cesse comme une artère, sa cicatrisation ne peut point avoir lieu. Que cet organe soit blessé ou non , ajoute-t-il, l'air entre si librement par la blessure externe ; qu'il n'y a aucun vide de formé pour permettre au poumon d'agir, et il reste affaissé jusqu'à ce que sa blessure soit guérie. Le thorax ressemble alors à un soufflet qui aurait une large ouverture : il admet l'air chaque fois que la poitrine s'élève ; quand elle s'abaisse, ce second mouvement chasse l'air au dehors. Quoique cet air passe à travers la blessure du thorax , il ne passe pas dans le poumon , et comme il ne reste point de vide pour que cet organe puisse se mouvoir, qu'il soit sain ou blessé , il demeure dans un état de collapsus. Cela nous démontre, dit-il, que le poumon sain suffit pour la respiration et pour entretenir la vie. Partant de ce principe, John Bell conseille de retenir l'air épanché dans la poitrine. Considérant que la plaie du poumon ne peut point se cicatriser , si cet organe ne demeure pas dans l'immobilité la plus parfaite ; que l'emphysème ne peut pas cesser , parce que l'air continue à être versé par la plaie du poumon, tant qu'elle n'est pas cicatrisée ; il critique amèrement quelques auteurs qui ont pensé qu'on pouvait rappeler de suite le poumon à ses fonctions , en favorisant la sortie de l'air contenu

dans la poitrine : entre autres, Bromfield, qui conseille d'introduire dans le thorax une canule et
de l'y laisser à demeure. Il ne blâme pas moins
Hewson. Ce chirurgien, considérant le développement de l'emphysème comme un symptôme
favorable, persuadé que l'air n'est point ren-
fermé dans le thorax, conseille, pour donner
issue aux fluides, d'élargir la plaie ou de pratiquer l'opération de l'empyème, en rejetant la
compression sur la plaie ou le lieu de la déchirure de la plèvre, faite dans l'intention de remédier à l'emphysème. John Bell critique également Benjamin Bell, qui recommande, pour
favoriser la sortie du sang et de l'air, de se servir
de la succion au moyen d'une pompe aspirante.

Je ne conçois pas quelles sont les expériences
qui ont porté John Bell à se faire une telle idée
de l'état des poumons blessés ; mais je peux dire
que sa théorie, ainsi que les conséquences pratiques qu'il en déduit, sont entièrement inexactes ;
ce dont je me suis assuré par les expériences
suivantes : J'ai fait à la poitrine d'un chien une
plaie avec perte de substance, c'est-à-dire que
je lui ai enlevé plus de deux pouces d'un côté,
ainsi que les muscles des espaces intercostaux
voisins ; et, après avoir fait une large plaie au

poumon, j'ai placé dans celle de la poitrine une grande plaque de verre légèrement ovale, que j'ai engagée profondément et avec force sous les muscles qui recouvrent les côtes voisines, afin de boucher la plaie et d'intercepter par cette ouverture l'entrée ultérieure de l'air. J'ai ensuite pratiqué, d'un seul coup de bistouri, une autre ouverture à la poitrine, tout près de la première, dans laquelle j'ai engagé, pour l'y laisser à demeure, une canule à vessie; et, au moyen d'un tube placé à l'autre extrémité de la même vessie, plus petite que la canule dans laquelle il pouvait être engagé, j'ai pompé avec la bouche l'air qui, remplissant cette cavité, tenait le poumon affaissé. A mesure que j'évacuais ce gaz, je voyais au travers du verre disposé en forme de lunette, le poumon se dilater et reprendre peu-à-peu son jeu ordinaire. Enfin, lorsque tout l'air fut évacué, le poumon finit par occuper pendant quelque temps toute la cavité de la poitrine, dont il suivait les mouvemens; mais insensiblement, et à mesure que la plaie de cet organe fournissait de l'air, on le voyait s'éloigner des côtes, et s'affaisser sur la colonne vertébrale. Cela prouve clairement que le collapsus du poumon n'est uniquement déterminé que par l'accumulation de l'air dans la poitrine.

Je n'ai pas observé dans les mouvemens d'expansion du poumon que les lèvres de sa blessure s'éloignassent et se rapprochassent par cette espèce de contraction qu'on leur suppose. Je n'ai point vu non plus que l'hémorrhagie fût plus forte pendant l'inspiration que pendant l'expiration, ou pendant que le poumon était affaissé. Je me suis aperçu cependant que l'air ne s'échappait par la plaie de cet organe, que pendant l'inspiration. J'ai remarqué que, lorsque la plaie du poumon était très large et très profonde, l'air inondait presque continuellement la poitrine, et qu'il aurait fallu sans cesse le pomper pour empêcher son affaissement, pendant lequel l'hémorrhagie était aussi forte que pendant son développement. J'ai aussi observé que les blessures de cet organe versaient moins d'air, à mesure qu'on s'éloignait de l'époque de l'opération ; que souvent au bout de douze, vingt-quatre, trente-six heures, elles n'en laissaient plus échapper, quoiqu'elles ne fussent pas encore cicatrisées.

Ces expériences, que j'ai répétées cinq à six fois, et qui m'ont toujours donné le même résultat, doivent suffire pour détruire la théorie de John Bell, et prouver que le collapsus du poumon, loin d'être une conséquence immédiate de sa blessure, n'est au contraire déterminé que par la compression que l'air épanché et retenu dans la poitrine peut exercer sur cet organe. C'est aussi très gratuitement que cet auteur, ainsi que ses partisans, ont osé avancer qu'il suffisait que l'air pût pénétrer librement dans la poitrine, pour détruire et anéantir les mouvemens du poumon même sain. J'ai pu facilement m'assurer du contraire par l'expérience que j'ai faite pour prouver sa force de contiguïté, et qui consiste comme je l'ai dit, à faire deux plaies à l'une des cavités pectorales; dans l'une d'elles, je portais le doigt, tandis que l'autre, tenue ouverte par un petit tube, donnait accès à l'air extérieur dans la poitrine.

J'ai remarqué que l'air qui pénétrait dans la poitrine pendant l'inspiration, en ressortait pendant l'expiration qui suivait, et que le poumon ne s'éloignait point de mon doigt qui le comprimait. Bien plus, lorsqu'au lieu d'un petit tube j'ai eu placé dans la plaie une canule très forte, et dans laquelle on pouvait engager le petit doigt, j'ai encore observé que le poumon continuait à se mouvoir, et venait à chaque inspiration heurter mon doigt; ce qui ne s'explique et ne peut s'expliquer, je crois, que par la différence de

vitesse avec laquelle l'air pénètre dans la poitrine par la canule , et dans le poumon par la
glotte. L'air qui arrive dans le poumon doit avoir
le double de vitesse de celui qui pénètre dans la
cavité de la poitrine ; en effet , les deux cavités
pectorales ensemble s'élèvent et appellent une
même colonne d'air , qui a alors une vitesse
augmentée qui est acquise pour le poumon
du côté malade, comme pour celui du côté sain.
C'est cet air qui arrive avec plus de force et de
rapidité qui soulève et épanouit le poumon ,
avant qu'une grande quantité de ce gaz ait eu
le temps de pénétrer par la plaie dans la cavité
pectorale , pour comprimer cet organe et empêcher ses mouvemens. Ce qui prouvera encore
mieux que l'explication que je donne sur l'existence du phénomène, est bien la seule qui puisse
convenir , c'est ce que j'ai observé dans toutes
mes expériences où j'ai enlevé un morceau de
côte , ou plutôt où j'ai fait une large ouverture
à la poitrine : lorsque l'animal était tranquille,
le poumon, qui était affaissé et en quelque sorte
collé à la colonne vertébrale , sortait de cet état
de collapsus, d'une manière si brusque et si forte
qu'il s'élançait à travers l'ouverture de la poitrine,
dans les efforts d'inspiration que l'animal faisait ,

lorsqu'il poussait des cris de douleur ou qu'il cherchait à s'échapper....

De tout ce que je viens de dire, il résulte que l'air qui s'introduit trop librement dans la poitrine, non seulement trouble les fonctions de la respiration, mais encore entretient l'hémorrhagie ; que celui qui est retenu dans cette cavité, comprime le poumon et suspend ses fonctions ; que, pour faire cesser tous ces accidens, ainsi que pour remédier à l'emphysème qui en est ordinairement la suite, il faut donner issue à ce fluide en agrandissant la plaie, dans laquelle on établira à demeure ou à plusieurs reprises une canule à soupape ; en effet, la plaie des poumons ne fournit pas d'air pendant un temps plus long, et ne se cicatrise pas moins vite quand ces organes jouissent de la plénitude de leurs mouvemens, que lorsque ce fluide les retient affaissés sur la colonne vertébrale.

On vient de voir que, dans les expériences que j'ai faites sur les animaux, j'étais obligé, pour retirer les fluides épanchés dans la poitrine, de les pomper avec la bouche, et que, quand les plaies des poumons étaient très étendues, l'air s'y épanchait en si grande abondance que je pouvais à peine le retirer à mesure qu'il y était versé. Il n'en serait pas de même chez l'homme, parce qu'il peut à volonté, en faisant une forte expiration, chasser ainsi, si la plaie externe est libre, tout l'air qui a pénétré dans la poitrine par celle-ci, ou qui, venant du poumon, s'est épanché dans cette cavité. S'il est des cas qui nécessitent de laisser à demeure dans la plaie une canule à vessie, ce sont surtout ceux où le fluide épanché, auquel on aurait à donner issue, pourrait se renouveler avec trop de promptitude et de facilité. Ainsi, ce n'est donc point seulement pour débarrasser la poitrine du sang qu'elle peut contenir, mais encore pour en retirer l'air qui y est sans cesse versé par la plaie du poumon, qu'on établira une canule à vessie à demeure, dans la plaie.

Je rapporte ici l'observation d'un dépôt purulent dans la poitrine, parce que ce cas a beaucoup de ressemblance avec les épanchemens sanguins qui accompagnent les plaies pénétrantes, et que d'ailleurs la guérison n'a été obtenue que par la canule à soupape avec laquelle je propose de combattre ces accidens.

Un jeune homme de vingt-quatre ans, nommé Jean André, de la commune de Féline, n'ayant presque plus qu'à rendre le dernier soupir, me fit appeler le 3 mai 1825 ; je le trouvais couché sur le côté gauche , et tellement oppressé qu'il n'osait pas quitter cette position , dans la crainte de suffoquer ; toussant souvent , crachant beaucoup , vomissant du pus en grande abondance , tous les dix à douze jours , et dans le dernier degré de marasme, avec des sueurs abondantes et une diarrhée continuelle. On observait une petite plaie fistuleuse sur les côtés du sternum ; elle avait succédé à l'ouverture d'un dépôt qui avait fourni du pus en très grande abondance. Cette ouverture fistuleuse très étroite laissait couler du pus et de l'air en plus grande quantité , lorsque le malade toussait. Ce dernier symptôme me donna l'assurance que cette fistule était l'ouverture d'un dépôt d'abord formé dans la poitrine. Dès lors , très content de rencontrer un cas de chirurgie qui pût servir d'observation dans le traitement des plaies pénétrantes avec épanchement , je devins intéressé à sa guérison autant que le malade lui-même , et j'employai tous les moyens pour le décider à subir une petite opération à laquelle il a dû son salut. D'après l'exposé que me fit le malade de son état et de ce qu'il avait éprouvé dans le principe , je jugeai qu'il avait eu une pleurésie aiguë négligée qui s'était terminée par suppuration.

Le séjour du pus dans la poitrine et son accumulation successive amenèrent bientôt une gêne si considérable dans la respiration, que le malade fut obligé de garder continuellement le lit, où on le voyait toujours couché sur le côté gauche. La nature faisait des efforts si considérables pour débarrasser le malade de son ennemi destructeur, qu'après deux mois de maladie, le pus se fit jour à travers les ramifications bronchiques. Le dépôt fut en effet vomi et expectoré en grande partie, au point que le malade se crut guéri, parce qu'étant moins oppressé, il put se lever et cracher avec beaucoup de facilité; mais cette guérison ne fut qu'un soulagement momentané. En effet, les crachats devinrent rares et muqueux, l'oppression augmenta et revint au même point qu'auparavant; elle subsista enfin dans cet état jusqu'à ce que le pus se fît encore jour à travers le poumon. C'est ainsi que le malade, dans l'espace de deux mois, vit son dépôt s'ouvrir et se refermer quatre à cinq fois. Cette voie de guérison étant insuffisante, la nature en tenta une autre qui n'eut pas un résultat plus heureux. Bientôt le point de côté se changea en une douleur plus étendue, et les parois de la poitrine devinrent douloureuses à la pression ; l'inflammation s'y manifesta , et fut suivie d'un dépôt qui s'ouvrit au niveau de l'extrémité externe du cartilage de la septième côte sternale , et qui donna issue à une quantité de pus si extraordinaire que le malade et les assistans pensèrent que le véritable foyer purulent était plus profond. Le malade se trouvant beaucoup soulagé conçut de nouveau l'espoir d'une guérison prochaine ; mais la petite ouverture fistuleuse fut encore insuffisante pour donner issue à toute la quantité de pus épanché dans la poitrine ; de sorte qu'en outre de cette ouverture et du vomissement purulent qui continuait à avoir lieu tous les quinze jours , le malade conserva encore beaucoup d'oppression qui , allant toujours en augmentant, l'avait obligé à garder le lit, qu'il ne quittait plus que momentanément.

Il y avait près de six mois que ce jeune homme était malade lorsque je fus appelé : depuis quatre mois il avait vomi et craché du pus ; il n'y avait que deux mois que le dépôt était ouvert à l'extérieur de la poitrine.

En introduisant la sonde à panaris dans le trajet fistuleux de la plaie , je m'aperçus qu'elle se dirigeait obliquement en haut, en dehors et en arrière, jusqu'au dessus de la septième côte qu'elle croisait; elle s'arrêtait dans l'espace inter-costal compris entre la sixième et la septième , au niveau et en arrière du sein gauche , à trois pouces environ de son ouverture. Dans l'endroit où la fistule communiquait dans la poitrine , la peau était soulevée par le flot du liquide qui s'échappait de cette cavité , lorsque le malade toussait; ce fut là que j'incisai , pour rendre l'ouverture directe et me faciliter ainsi l'applica-tion de la petite canule à vessie que je devais y établir à demeure. Après cette première incision , je sondai la plaie , et au lieu de trouver, comme je m'y attendais, une seule et unique ouverture, j'en rencontrai plusieurs très rapprochées , obli-ques , s'entre-croisant et se communiquant pour la plupart avant d'arriver dans la poitrine ; elles étaient si étroites que le stylet pouvait à peine y être introduit. Je fus donc obligé, d'après cette disposition, de les réunir toutes par le moyen d'une section que je pratiquai avec un bistouri ordinaire, et j'obtins ainsi une ouverture plus étendue et directe, dans laquelle je plaçai tout de suite la canule à soupape, qui donna issue à une très grande quantité de pus et à quelques bulles d'air. Cette canule fut fixée dans la plaie

et maintenue en position, au moyen d'un emplâtre
agglutinatif qui l'embrassait très étroitement et
la collait fortement aux parois de la poitrine : cela
étant fait, le malade fut couché sur le côté opéré,
dans un lit disposé à cet effet, c'est-à-dire échancré ou creusé dans l'endroit qui devait correspondre à la canule, à cette seule fin, qu'elle
ne fût pas dérangée.

La matière purulente fut si abondante pendant
les deux premiers jours, que le lit en fut inondé,
et le matelas et la paillasse transpercés ; mais peu-
à-peu cet écoulement diminua, et le huitième jour,
la suppuration étant très peu abondante, je pus
retirer la canule pour ne m'en servir qu'à chaque
pansement. Déjà le malade allait beaucoup mieux;
il avait cessé d'être oppressé dès le premier jour
de l'opération, qui donna issue à plus d'une
écuellée de pus. Le sommeil était revenu, la
fièvre étant diminuée; l'appétit se fit bientôt sentir, et les forces reparurent. Dès ce moment je me
contentai de panser trois fois par jour le malade,
c'est-à-dire que je me bornai à placer la canule
dans la plaie, le matin, à midi et le soir.

La position suffisait en général pour faciliter
l'écoulement du pus ; néanmoins je faisais pres-
qu'à chaque pansement des injections avec de

l'eau tiède pour nettoyer le foyer purulent ; je
les fis même sur la fin avec de l'eau miellée, dans
laquelle j'ajoutais un peu de vin. J'étais obligé,
pour prévenir l'entrée de l'air extérieur dans la
poitrine, d'user à chaque pansement d'une précaution que voici : Pour lever l'emplâtre, je com-
mençais à le détacher par en-haut et en-bas, jusque près de l'ouverture ; alors je pressais la peau
avec les doigts de la main gauche, tandis que
j'achevais d'enlever l'emplâtre avec la droite, qui
servait encore à introduire la canule dans la plaie
et à coller à la peau l'emplâtre qui l'accompa-
gnait. Je prenais encore la même précaution
lorsque je voulais retirer cet instrument, c'est-
à-dire, qu'après avoir soulevé de chaque côté
l'emplâtre qui fixait la canule dans la plaie, je
pressais ses lèvres avec les doigts de la main
gauche pendant que je la retirais avec la droite,
et que j'appliquais sur l'ouverture un emplâtre
préparé à cet effet.

Au bout de quatre jours, le malade ne fut
pansé que matin et soir ; la suppuration étant
alors peu abondante, on pouvait sans danger
abandonner le pansement de midi. Au bout de
quinze jours, le malade, qui allait de mieux en
mieux, se trouva si bien, qu'il put se lever et se

promener dans sa chambre. La quantité de pus
alla aussi toujours en diminuant. Au moment
de l'opération le pus était blanc, lié et odo-
rant ; plus tard ou le second et le troisième
jour, il était clair, très abondant et infect ;
peu-à-peu il devint un peu plus lié et présenta
les qualités de pus de bonne qualité, surtout
lorsque je pris le parti de retirer la canule et de
panser deux ou trois fois par jour seulement.
Vingt-cinq jours après l'opération, la plaie ne fournissait plus qu'un peu de pus très clair, comme
de la sérosité; bientôt elle n'en laissa plus couler
par la sonde, que j'enfonçais à peine dans la poitrine, parce qu'elle rencontrait le poumon qui
s'y opposait. Enfin, au bout d'un mois la guérison eût été achevée, si l'ouverture des parois
thorachiques eût été cicatrisée ; en effet, le ré-
tour de l'appétit, du sommeil, de l'embonpoint
et des forces, l'absence de la fièvre, de l'oppression et surtout de la toux, étaient des signes
d'une guérison assurée.

Malheureusement le malade voulut retourner
de suite chez ses parens, malgré toutes les observations que je lui fis pour le retenir. Certainement on pouvait bien le considérer comme guéri;
mais tant que la plaie fistuleuse des parois de la

poitrine n'était point cicatrisée, on devait craindre que le pus qu'elle fournissait ne fût encore retenu dans la poitrine, et avec d'autant plus de raison qu'elle était très étroite, et que quelques gouttes de cette matière pouvaient suffire pour renouveler le dépôt. Je lui fis dont entrevoir tous les dangers auxquels il s'exposait, mais rien ne put l'arrêter; je n'eus plus qu'à composer avec lui, en l'engageant à venir me voir tous les deux jours. Nous tombâmes d'accord, mais il ne tint point parole. Il partit, et ne reparut en effet que douze jours après, ayant alors des frissons continuels, de la fièvre, une toux sèche et un peu d'oppression; la fistule n'était point cicatrisée : je pus donc porter la canule dans la poitrine, et j'évacuai une verrée de pus lié, blanc, mais très fétide. Les pansemens furent continués soir et matin. Cinq à six jours après son retour, je n'évacuais plus qu'une matière glaireuse si peu abondante que je croyais, du septième au huitième jour, que la fistule allait se cicatriser. J'usais, en conséquence de cela, de beaucoup de précautions pour introduire la canule dans la poitrine, lorsque le huitième jour, au pansement du soir, je vis avec étonnement sortir une grande quantité de pus blanc et épais. Cette circonstance qui m'affligea me fit présumer qu'un dépôt s'était formé dans le tissu pulmonaire aux environs de la plaie de la poitrine ; je fus confirmé dans cette opinion par l'ouverture d'un second abcès , qui eut lieu quinze jours après , au moment où je croyais que le premier allait finir.

Depuis l'ouverture de ces deux abcès , l'écoulement du pus fut beaucoup plus difficile ; aussi me fallut-il souvent , pour en provoquer l'issue , le retirer ou le pomper avec la seringue , ou bien le malade était obligé de l'expulser en faisant des efforts d'expiration , ou mieux encore en se gonflant. Je continuais , à chaque pansement , à faire des injections , en me servant de la canule pour les porter dans la poitrine , tantôt composées avec de l'eau d'orge miellée , tantôt avec l'infusion de fleurs de roses également miellée ; mais soit que l'ulcération du poumon fût très profonde , soit que l'écoulement du pus fût très difficile , la maladie a résisté à des pansemens soigneusement et régulièrement faits deux fois par jour , pendant deux mois , après lesquels le malade retourna chez lui. Sa mère, qui fut chargée de le panser, se bornait à introduire la canule à soupape dans la plaie , après quoi le malade se tournait par côté , et le pus coulait seul, où le plus souvent lorsqu'il faisait des efforts d'expiration. Au bout de six mois que je le revis, il n'était point encore guéri. Ayant alors reconnu que l'ulcération du poumon n'était entretenue que par les efforts d'expiration qu'il faisait à chaque pansement pour expulser la matière purulente, je l'engageai à ne pas avoir recours à cette manœuvre, en lui assurant que l'air qui s'échappait alors renouvelait et entretenait la plaie en brisant les cellules bronchiques, etc. Dès ce moment il se contenta de laisser couler le pus par la canule, sans favoriser son écoulement, ni par les injections, ni par la succion, ni par les efforts d'expiration. Ce conseil, que je lui avais déjà donné plusieurs fois lui fut favorable ; en effet, environ cinq mois après, il n'y avait plus d'écoulement de pus, et la fistule était sur le point d'être cicatrisée. Je lui recommandais alors de ne se panser qu'une fois par jour, puis une fois tous les deux jours et ainsi successivement, à des époques plus éloignées, et un mois après j'eus la satisfaction d'apprendre que le malade était guéri.

Malgré la longueur de la durée de la maladie, j'espérais toujours que ce malade se rétablirait, parce qu'il n'était pendant tout ce temps nullement souffrant; en effet, il n'y avait ni toux, ni oppression, ni frisson, ni fièvre; le sommeil était tranquille, l'appétit et l'embonpoint se soutenaient.

D'après ce qui précède, on voit que la cavité de la poitrine fut bientôt débarrassée de la matière purulente qui y était épanchée, et qu'au bout d'un mois, le foyer purulent fut détruit par la cicatrisation de ses parois ou l'adhérence du poumon avec la plèvre costale. A cette époque, la guérison eût été complète, si le malade, qui alla passer douze jours chez ses parens, sans avoir la précaution de se panser, ne fût pas revenu au bout de ce temps, avec un nouvel épanchement de pus dans la poitrine, et le germe d'un ou de plusieurs dépôts dans le poumon. Je n'eus plus, en effet, dès ce moment, à combattre un épanchement purulent, mais bien un dépôt, une ulcération caverneuse dans le tissu pulmonaire, dont la guérison est beaucoup plus longue et plus incertaine.

Ce n'est que depuis que j'ai trouvé l'occasion de me servir de la canule à soupape, que j'ai pu, en m'éclairant sur son mode d'application, la simplifier beaucoup et m'éclairer sur son véritable usage. En effet, avant cette époque, je croyais que, pour que cet instrument pût empêcher l'entrée de l'air dans la poitrine, il fallait que la vessie fût entière et qu'elle portât, en outre de la canule, un tube, à son extrémité opposée, afin que, pouvant se fermer et s'ouvrir à volonté, on pût la débarrasser des fluides qu'elle contenait.

De plus, j'avais imaginé d'adapter à la canule, une clé de robinet, pour pouvoir l'ouvrir à volonté, et laisser passer dans la vessie les fluides épanchés dans la poitrine, et pour la fermer ensuite pendant qu'on les chassait de cette poche membraneuse, après avoir débouché le tube de son extrémité libre. De cette manière, il fallait supposer un homme toujours présent et sans cesse occupé à retirer les fluides épanchés. Ce fut alors que ne le croyant pas parfait, j'imaginai d'y adopter une autre tube muni d'une soupape que j'insérai dans une ouverture pratiquée sur le côté de la canule ; ce tube à soupape, toujours situé à la partie supérieure de celle-ci, ne donnait issue qu'à l'air qui était chassé de la poitrine pendant l'expiration ; tandis que le sang continuait toujours à arriver dans la vessie en traversant la canule. Cet instrument, quoique très bien fait, était si compliqué, que je serais aujourd'hui étonné, si on l'avait accepté tel que je l'avais d'abord offert. En effet, au lieu d'une vessie entière, portant à une de ses extrémités un tube pour retirer les liquides qu'elle contient, et à l'autre, une canule avec une clé de robinet, surmontée encore par un tube muni d'une soupape ; au lieu, dis-je, d'un instrument si compliqué, je me suis servi, chez André, d'une très petite sonde d'argent de deux pouces et demi de longueur, dont l'extrémité où s'attachait la vessie était évasée en forme d'entonnoir pour faciliter les injections dans la poitrine. Hé bien ! dans ce cas cette sonde me suffit pour retirer l'air et le sang épanchés, tandis que la portion de vessie qui n'empêchait pas leur écoulement, s'opposait parfaitement à l'entrée de l'air extérieur dans la poitrine, en faisant l'office d'une véritable soupape. J'appris bientôt que la ceinture élastique, placée pour fixer la canule, était plutôt propre à la déranger et à la rendre douloureuse, en la tirant tantôt à droite, tantôt à gauche, qu'à la tenir dans une position immobile. Je m'aperçus aussi que l'emplâtre qui embrassait étroitement et solidement la canule sur laquelle il se vissait, était suffisant pour la maintenir ou la fixer, et pour réunir sur elle les lèvres de la plaie.

Je crois inutile de m'arrêter plus long-temps sur les avantages incontestables d'un moyen aussi précieux, quoique je sache qu'il y a des médecins qui paraissent regarder comme impossible de le placer dans la plaie de la poitrine, sans laisser pénétrer l'air dans cette cavité, parce que, je le répète, on prévient sûrement cet inconvénient, en usant des précautions ci-dessus indiquées. J'ajouterai qu'on le prévient encore lorsqu'on fait des injections dans la poitrine, si l'on a la précaution, en portant la canule de la seringue dans celle qui est fixée dans la plaie, de l'envelopper exactement avec la vessie, et de tenir ces deux parties pressées l'une sur l'autre avec les doigts.

Je dois encore dire, à l'occasion des moyens que l'on peut employer pour faciliter l'écoulement des fluides, que les injections sont sans inconvéniens et souvent très utiles ; que les efforts d'expiration trop considérables sont dangereux, lorsque le poumon est blessé ou ulcéré, en ce qu'ils brisent les cellules bronchiques et les capillaires de la plaie ; qu'on tombe dans le même inconvénient lorsqu'on pompe les liquides avec la seringue, c'est-à-dire que, si l'on continue l'aspiration malgré la résistance qu'on éprouve, on fait encore saigner la plaie, soit qu'il n'y ait plus de liquide épanché, soit que le poumon se présente le premier au bout de la canule, ainsi que cela m'est arrivé plusieurs fois.

****

OBSERVATION

UNE EXOSTOSE AU CRANE.

Je fus consulté, en 1819, par la femme Dard, âgée de trente-six ans, d'un tempérament bilieux, d'une forte constitution, bien réglée, et mère de plusieurs enfans.

Cette femme portait sur le côté droit de la tête une tumeur de la grosseur du crâne d'un enfant, immobile, tout-à-fait indolente, et tellement dure, que sa nature osseuse n'était point équivoque ; cette tumeur n'avait mis que six ans et demi ou sept ans, pour acquérir ce prodigieux volume.

J'attribue son développement bien moins à la répercussion d'une dartre crustacée, fixée depuis plus d'un an sur la tempe droite de la malade, qu'à l'habitude où celle-ci était de porter sur sa tête des fardeaux très pesans, mais je tiens compte de l'action de ces deux modificateurs.

Après avoir examiné attentivement la tumeur, et réfléchi sur la nature des moyens à employer, je conseillai l'ablation de cette exostose, comme seul et unique remède ; mais, malgré mes observations, la malade ne voulut pas s'y résoudre et se retira. Elle demanda mes soins un an après.

Alors la tumeur était la même, quant à sa nature et à sa forme, mais elle avait un quart en sus du volume que je lui avais reconnu un an auparavant.

Au dire de la malade, la tumeur, d'abord de la grosseur d'une noisette un peu aplatie, avait augmenté insensiblement et acquis dans l'espace de sept ans, le volume énorme qu'on lui remarqua au moment où je pratiquai l'opération.

Placée sur le côté droit du crâne qu'elle recouvrait entièrement, cette tumeur faisait une saillie assez forte pour qu'on eût dit, au premier aspect, que la femme avait deux têtes : elle était dure, résistante, insensible, même à la plus forte pression, et donnait à la percussion le même son que celui qu'on obtiendrait en frappant les pariétaux avec l'extrémité de deux doigts réunis. Elle paraissait blanche , parce que les cheveux qui la recouvraient étaient épars et disséminés à raison de l'extrême distension des tégumens. La peau, qui était saine mais amincie, glissait sur la tumeur, comme celle du front glisse sur le coronal, au point qu'au premier abord je crus qu'elle jouissait d'un mouvement de totalité ; mais je ne tardai pas à m'apercevoir que ce mouvement n'était dû qu'au glissement sur la tumeur de la peau qui la recouvrait. On sentait facilement les battemens d'artères logées dans des sillons creusés sur la surface de cette tumeur.

Le plus grand de ses diamètres se dirigeait depuis le sinciput jusqu'au niveau des branches du maxillaire inférieur ; d'un côté , elle s'étendait , dans un autre sens , depuis l'angle externe de l'œil , qu'elle débordait, jusqu'au niveau de l'apophyse mastoïde , qu'elle recouvrait en passant sur le conduit auditif déprimé, porté en arrière , et obstrué au point que l'ouïe était détruite. Les paupières , fortement tirées en dehors étaient ridées, ne pouvaient s'ouvrir qu'imparfaitement et étaient gênées dans leur mouvement.

La malade apercevait avec l'œil droit la tumeur qui dépassait l'angle externe de l'orbite :

car il faut observer que l'exostose, quoiqu'un peu arrondie, reposait sur les parois du crâne par une surface plate qui, n'y adhérant pas dans toute son étendue, formait un rebord saillant détaché et un peu écarté des os du crâne; disposition qui donnait à cette tumeur une forme évasée.

On voyait un prolongement assez considérable de la tumeur sous l'arcade zigomatique, sur les branches de la mâchoire inférieure, qu'il recouvrait en formant sur la joue une forte élévation. En résumé, la malade était complètement défigurée, mais elle n'avait jamais éprouvé des douleurs dans sa tumeur, et cette considération me faisait hésiter à pratiquer l'opération que j'avais proposée. Mais je me fortifiai dans l'opinion de la nécessité de ce parti extrême par les réflexions suivantes :

1.° La tumeur avait beaucoup augmenté de volume dans le cours d'une seule année, n'était-il pas à craindre que l'excès de son développement ne produisît l'inflammation et l'ulcération de la peau ? ne pouvait-elle s'enflammer elle-même et changer de nature ? ne devais-je pas redouter sa dégénération et sa transformation en carcinome ?

2.º Quoiqu'il fût évident que la tumeur était
toute osseuse extérieurement, il y avait lieu de
croire qu'une substance molle et spongieuse formait son intérieur. Cette disposition promettait
une opération moins difficile, en me permettant
de la faire avec un fort bistouri ou tout autre
instrument tranchant.

3.º Enfin, la malade, fatiguée d'espérer et
de craindre sans cesse, désirait tellement l'opération, qu'elle voulait que je la pratiquasse immédiatement le jour même de son arrivée chez moi.

Je pensai qu'il serait bon de prendre préliminairement l'avis de MM. Duret et Bravais, médecins distingués de la ville d'Annonay. Mes confrères me fortifièrent dans ma résolution, ils m'en-
couragèrent en me communiquant leurs idées
sur la nature du mal ; et ma résolution prise, je
pratiquai, le surlendemain, l'opération en leur
présence, assisté d'autres chirurgiens et aides, et
après avoir préalablement disposé tous les instrumens et les pièces d'appareil dont je prévoyais
le besoin.

La malade fut assise sur un fauteuil à haut
dossier, la tête appuyée par côté sur la poitrine
d'un aide vigoureux. Voici comment je procédai
à l'opération :

1.º Je rasai les cheveux qui couvraient la tumeur et ses environs, puis avec un bistouri à rondache, sorte de lithotome, je fis à la peau deux incisions semi-elliptiques, étendues depuis le sinciput jusqu'au dessus de l'arcade zigomatique, pour retrancher une portion de peau excédante; ensuite, partant du milieu de la première incision, j'en fis une transversale que j'étendis en devant, jusqu'à l'angle externe de l'œil, en arrière jusqu'à l'occiput, ce qui me donna quatre lambeaux de peau que je décollai facilement de la surface de la tumeur; je plaçai trois ligatures, et je fis tenir ces lambeaux renversés, collés contre la tête. Armé toujours du même instrument, je cherchai en vain à l'enfoncer dans la tumeur : elle m'offrit partout trop de résistance et m'obligea à renoncer à toute espèce d'instrument tranchant; trompé dans mon attente, il fallut recourir à la scie à amputation.

Je commençai à scier par la partie supérieure, à un pouce des os du crâne, à cette distance pour ne pas m'exposer à les offenser; car je savais fort bien que la tumeur appuyait sur une surface convexe, quoique nommée fosse temporale. J'éprouvai d'abord peu de résistance; mais parvenue un peu en avant, ma scie fut long-temps arrétée par un corps dur qu'elle eut beaucoup de peine à couper ; le reste offrit moins de résis-tance , et je terminai l'opération en abattant la principale partie de la tumeur, que je conserve. J'étanchai ensuite le sang qui coulait de toute part avec plus ou moins de force , soit avec de la cire enfoncée dans les trous osseux , soit avec des cautères rougis à blanc, que je promenai, presque sans douleur pour la malade, sur toute la surface de la solution de continuité. Ayant re-connu que ce qui formait la base de la tumeur représentait plus d'un tiers de celle-ci , je pris le parti de renvoyer l'opération au lendemain , soit parce que je n'avais pas encore fixé mes idées sur la manière dont je m'y prendrais pour l'ache-ver , soit parce que la malade était déjà cruelle-ment fatiguée , moins peut être par les douleurs qu'elle avait éprouvées dans le lieu même de l'o-pération , que par d'autres douleurs bien plus aiguës. L'action de la scie imprimait au cerveau une commotion insupportable, et aux dents, ainsi qu'aux membres, un ébranlement tel, que la ma-lade croyait qu'on les lui arrachait ; le cri de la scie pendant l'opération produisait un bruit épou-vantable, que cette femme continuait à entendre pendant la durée du traitement. La portion de la tumeur enlevée pesait deux livres et quart. J'examinai l'état des parties qui la composaient, la peau était saine mais amincie ; le muscle crotaphite avait été converti en une membrane si fine que je ne pus le distinguer de l'aponévrose temporale que par sa position ; une couche très mince de périoste recouvrait la tumeur, qui offrait une enveloppe osseuse, en forme de coque, dure, résistante et plus ou moins épaisse. Au dessous se trouvait un tissu qu'on pouvait appeler spongieux, mais qui n'avait pas entièrement les caractères des tissus érectiles : il était formé de granulations osseuses de volume et de forme divers, mais en général assez semblables pour la plupart à des grains d'orge. On y distinguait aussi des lamelles d'os qui, par leur arrangement varié, formaient des cellules dont les plus grandes contenaient un tissu grisâtre lardacé et ferme, les plus petites, un tissu rougeâtre ; il existait enfin, au centre de l'induration, une portion d'os très dense, sommet du noyau osseux de la tumeur ; son tissu était si serré, que je reconnus en lui la texture des exostoses éburnées. Le premier appareil fut levé le lendemain, avec d'autant plus de facilité que j'avais enduit de cérat la charpie qui couvrait la plaie. Je voulus continuer l'opération avant que l'inflammation ne se fût emparée des parties molles, circonstance qui l'aurait rendue plus difficile et plus douloureuse pour la malade.

Après avoir bien examiné la tumeur, je reconnus que sa partie inférieure n'était que contiguë à la fosse temporale, car je pus introduire la pointe d'un bistouri entre elle et la portion mastoïdienne de l'os des tempes. Ce bistouri était un instrument construit avant l'opération et fait exprès pour elle, il était très fort ; la lame plate, tranchante par ses deux côtés, recourbée sur son plat, près de la pointe, fortifiée au milieu par une arrête, était fortement emmanchée. Je m'en servis pour couper le prolongement que la tumeur envoyait sous l'arcade zigomatique, que j'enlevai avec beaucoup de peine et par morceaux ; j'employai tant de force que je brisai la lame de mon instrument. Ce prolongement, du volume d'un œuf ordinaire un peu aplatie, était enfoncé entre l'arcade zigomatique et les branches du maxillaire inférieur. Il était coupé en dehors par un enfoncement transversal, correspondant à l'arcade zigomatique déprimée, déjetée en dehors, en partie détruite dans son milieu, et de plus recouverte par la tumeur principale, qui, comme je l'ai dit, était évasée ; ce prolongement formait une tumeur considérable sur la joue.

La base de la tumeur, composée entièrement de substance compacte, étant trop dure pour être coupée, je fus obligé de la détruire par d'autres moyens opératoires.

J'avais bien devant les yeux la gouge et le maillet de plomb, avec lesquels j'aurais pu enlever de force quelques fragmens de cette large surface ; mais la fracture des os du crâne que j'avais à redouter autant que la commotion cérébrale, ne me permettait pas de m'en servir dans cette occasion : je pensai qu'il était plus rationel de chercher à diviser la base de la tumeur en plusieurs petits compartimens, et ce fut avec une petite scie que j'opérai cette division. La base de la tumeur fut réduite en plusieurs petites portions qui, ainsi isolées et privées de vie, devaient se nécroser et s'exfolier.

On sera peut-être très étonné, quand on saura que je demeurai dix-huit jours pour terminer cette division ; mais on cessera de l'être, quand on pensera que j'étais obligé de scier lentement et fort doucement, pour éviter la commotion cérébrale qui, étant trop directe, fatiguait toujours beaucoup la malade, assourdie par le bruit extraordinaire que le cri de la scie lui faisait entendre. Ainsi, à chaque pansement, j'approfondissais un peu les traits de scie dont deux s'étendaient du sommet de la tête jusqu'à l'arcade zigomatique, et deux autres croisaient les deux premiers de manière à former neuf portions qui se détachèrent séparément.

La petite scie avec laqu'elle je divisai la base de la tumeur, était un segment de scie adapté à l'extrémité d'une tige de fer fabriquée aussi exprès ; il avait une épaisseur assez grande pour qu'on eût pu placer sur son bord libre trois rangées de dents.

Les pansemens se faisaient toujours avec des bourdonnets de charpie imbibée d'alcohol camphré, dont je recouvrais toute la surface de la plaie. Je détruisais avec des caustiques liquides, les bourgeons celluleux qui remplissaient les traits de scie, et je tenais les lambeaux de peau élevés au moyen de tampons de charpie que j'insinuais exactement au dessous.

J'attendais avec patience que l'exfoliation eût opéré la séparation de ces portions osseuses privées de vie ; mais quarante jours après l'opération, voyant qu'elles étaient encore parfaitement

immobiles, je me décidai à pousser plus profondément le trait de scie le plus inférieur par le moyen
duquel je pus séparer trois pièces osseuses assez
étendues qui n'étaient que contiguës à la fosse
temporale. Je peux assurer que la contiguïté de
ces trois pièces osseuses sur l'os temporal était si
parfaite que je ne trouvai point de périoste pour
intermède , et que l'os temporal demeura à nu
et très blanc pendant un grand nombre de jours,
après lesquels il se ternit , s'exfolia insensiblement, et se recouvrit de bourgeons celluleux sur
lesquels la cicatrice eut lieu. Le côté interne de
ces pièces présentait des sillons; l'un deux , très
profond, correspondait à une artère volumineuse
qui traversait le noyau central de la tumeur.

Les autres portions de la base de la tumeur faisaient toutes corps avec la moitié supérieure de la
fosse temporale , ainsi qu'avec le coronal et le
pariétal, dans l'étendue de près d'un pouce au
delà de la ligne demi-circulaire qui circoncrit
cette fosse ; aussi elles tombèrent plus tard, parce
qu'ayant plus de vaisseaux nourriciers , la mortification fut plus lente, et l'exfoliation plus difficile.

Pendant les quinze premiers jours de l'opération, la malade eut de la fièvre accompagnée de

pesanteur et de grands maux de tête ; ces accidens cédèrent bientôt à une diète sévère, aux boissons rafraîchissantes légèrement acidulées , aux pédiluves sinapisés et aux lavemens rendus laxatifs , que j'employai pendant les premiers temps; mais, malgré tout ce que je pus faire, la malade conserva pendant tout le traitement sa douleur de tête , avec le bruit qu'elle croyait toujours entendre. Je regardais comme une chose impossible, que la base de la tumeur eût pu se séparer en masse par les seules forces de la nature ; elle était volumineuse et pourvue d'un grand nombre de vaisseaux. Vraisemblablement, après une légère exfoliation , elle se serait recouverte de bourgeons celluleux qui, impropres à former une cicatrice , auraient végété et reproduit la maladie ; ainsi, la division de cette base était non seulement nécessaire, mais indispensable. On me reprochera peut-être d'avoir laissé une trop grande portion de la tumeur dans la première section que j'en fis ; je répondrai que ce plan convexe, sur lequel elle reposait, et que la saillie formée en devant et en bas par le rebord orbitaire et l'os de la pommette , augmentée, d'autre part par les lambeaux de peau repliés sur eux-mêmes , furent pour moi autant de raisons légitimes qui m'obligèrent de scier presque dans le milieu de la tumeur et d'en laisser plus d'un tiers. A mesure que je parvenais à enlever quelques portions de la tumeur, en procédant de la circonférence au centre, je rapprochais toujours les lambeaux de peau ; et dès que j'eus enlevé les pièces qui couvraient la région mastoïdienne, je m'occupai à replacer l'oreille , en soutenant avec des bandelettes de diapalme le lambeau auquel elle tenait. L'oreille est demeurée, malgré mes efforts , plus basse que l'autre ; mais l'ouïe s'est rétablie. Les lambeaux de peau qui , dans le moment de l'opération auraient été plus que suffisans pour recouvrir toute la fosse temporale, diminuèrent tellement, que la cicatrice, qui ne fut complète qu'un mois après la chute des pièces nécrosées , eut lieu dans une grande étendue sur les végétations celluleuses qui se formèrent sur l'os temporal, de telle sorte que cet endroit offre un enfoncement considérable déterminé par l'élévation de l'arcade zigomatique , et la destruction totale du muscle crotaphite ; la cicatrice est blanche et détachée. La malade ne paraît point défigurée et se porte parfaitement bien jusqu'à ce jour, deux ans après l'opération, qui ne lui a pas même laissé des maux de tête.

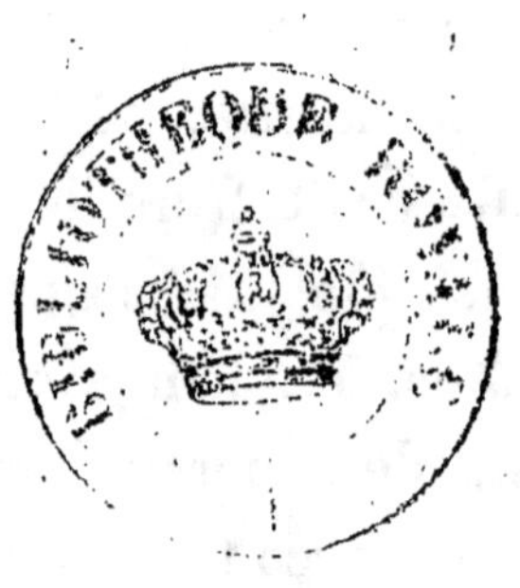

EXPLICATION DES PLANCHES.

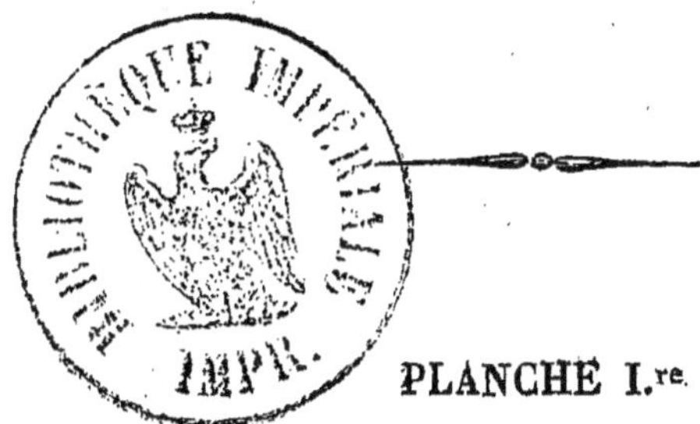

PLANCHE I.re

PLAIES DES INTESTINS, ET ANUS CONTRE NATURE.

Figure 1. L'Entérotome. La Pince est armée de sa
lame.
Fig. 2. Lame à double tranchant pour l'Entérotome.
Fig. 3. Lame à un seul tranchant.
Fig. 4. La Plaque de bois.

PLANCHE II.

Figure représentant l'Intestin renversé à quatre ouvertures, décrit dans la troisième Observation, p. 86.

PLANCHE III.

PLAIES PÉNÉTRANTES DE POITRINE.

Figure 1. Le Bistouri à ressort.
Fig. 2. L'Aiguille.
Fig. 3. Le tube garni de la Vessie.